HEALTHY LIFESTYLE

超越百岁

看这本就够了

胡大一◎ 主编

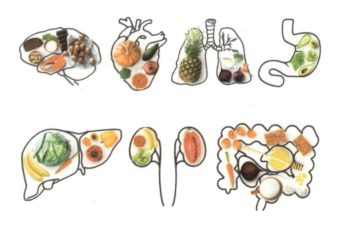

电子工业出版社.

Publishing House of Electronics Industry

北京·BEIJING

图书在版编目（CIP）数据

超越百岁看这本就够了/胡大一主编. -- 北京：
电子工业出版社，2024. 7. -- ISBN 978-7-121-48105-5

Ⅰ．R161.7-49

中国国家版本馆 CIP 数据核字第 20245TQ649 号

责任编辑：周　林
文字编辑：刘　晓
印　　刷：唐山富达印务有限公司
装　　订：唐山富达印务有限公司
出版发行：电子工业出版社
　　　　　北京市海淀区万寿路 173 信箱　邮编：100036
开　　本：720×1000　1/16　印张：11　字数：264 千字
版　　次：2024 年 7 月第 1 版
印　　次：2024 年 7 月第 1 次印刷
定　　价：49.80 元

凡所购买电子工业出版社图书有缺损问题，请向购买书店调换。若书店
售缺，请与本社发行部联系，联系及邮购电话：(010) 88254888，88258888。

质量投诉请发邮件至 zlts@phei.com.cn，盗版侵权举报请发邮件到
dbqq@phei.com.cn。

本书咨询联系方式：zhoulin@phei.com.cn。

前言

活到 90 岁，听起来是件了不起的事情。根据中国国家统计局的数据，2023 年中国人口的平均寿命为 78.1 岁，其中排名第一的是上海，达到了 80.26 岁。我想说："90 活不过，那是你的错！"

在我看来，长寿秘诀是管住嘴，迈开腿；零吸烟，多喝水；好心态，莫贪杯；睡眠足，不过累；乐助人，心灵美；家和睦，寿百岁。

只要你遵守世界卫生组织倡导的健康四大基石——戒烟限酒，合理膳食，适当运动，心态平衡，就可以轻轻松松活到 90 岁。这四句老话看似简单，但真正做起来需要很多方法和技巧。

令人遗憾的是，目前我国心血管疾病患者有 3.3 亿，每年约有 458 万人死于各类心血管疾病，占所有死亡原因之首，每 5 例死亡人数中就有 2 例死于心血管疾病。

北京市疾病预防控制中心发布的数据显示，北京户籍居民的平均期望寿命从 2012 年的 81.35 岁提高到 2021 年的 82.47 岁，但居民生命质量并不是很理想，会有 10~20 年因为各种因素处于带病生存状态，自己痛苦，也拖累家庭，给社会带来负担。我们不但要长寿，而且要实现健康长寿。活一天健康一天，无疾而终，才是美好幸福人生。

大家都知道有病去看，但真正的预防却未得到充分重视。"心血管疾病发生发展几十年，致残致死一瞬间"，预防心血管疾病是一生应坚持认真做的事。人类告别癌症，可多活 3 年；人类告别心血管疾病，可多活 10 年。什么是决定健康长寿最重要的因素呢？答案是行为！行为决定命运，行为决定健康。一个人选择什么样的生活方式与行为对健康与寿命影响的权重为 60%，环境因素占 15%，生物因素占 17%，医疗卫生仅占 8%。

本书从"双心医学"这个观念出发，告诉人们要想长寿，不仅要关注心血管健康，更要关注精神心理健康。书中讲到远离心血管疾病的"5 个处方"、保护动脉的"理想健康 4+4"策略、预防心血管疾病的 4 条防线等内容，特别提出现代人应怎样调节情绪、缓解压力，从而保持良好的心态。本书还告诉人们怎么吃出一颗健康的心，深入浅出地讲解一些抗氧化、抗衰老的饮食要诀；如何科学运动，避开运动误区；怎么控制腰围，正确减肥；怎么管理好慢性病，做好康复。

以往讲"人生七十古来稀"，但现在世界卫生组织将 35～70 岁的死亡定义为过早死亡，我相信活到 90 岁应是常态，我们还应该有进一步的人生目标：不过 99，不能轻易走，让我们向着 100 岁迈进！

2024 年 5 月 1 日

CONTENTS 目录

第1章 双心第一心
养护心血管，心脏平安寿百年

第2章 双心第二心 想健康要有好心态

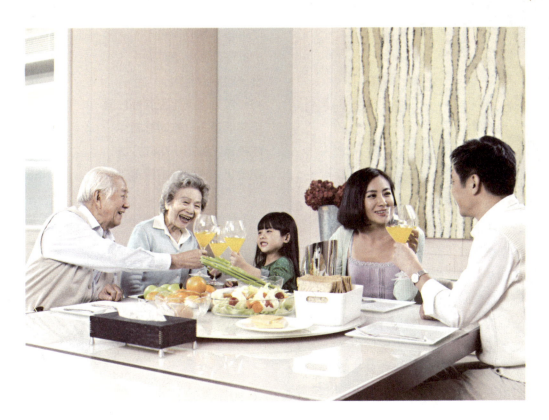

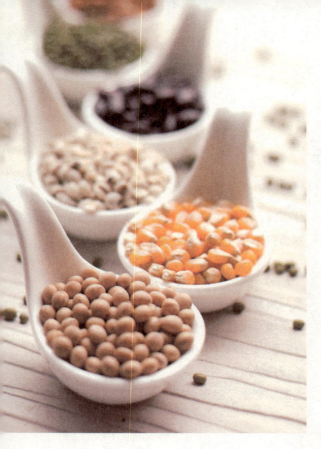

第3章 管好嘴 长寿饮食有秘诀

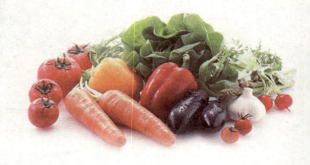

第4章 迈开腿
运动是免费的"良医、良药"

第5章 控制腰围和体重
送自己一颗"长寿丸"

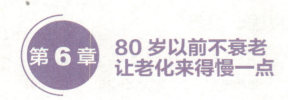

第6章 80 岁以前不衰老
让老化来得慢一点

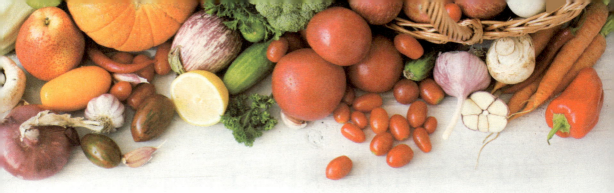

第 7 章 管理好慢性病
别让疾病夺走你的寿命

我坚持了
20 多年的健康良方

　　一次，在美国达拉斯参加美国心脏协会（AHA）学术年会时，我见到了老朋友——有氧代谢运动之父Kenneth H. Cooper（库博）。82岁高龄的他依然充满活力，他告诉我，医生的第一个患者其实是自己。这一点，20多年来我感同身受。

　　库博教授是我1987年在美国做访问学者时结交的一位朋友，他原来也是一名心内科医生。1960年他刚参加工作，在运动时发现自己有心律失常的问题。因为紧张的学习和毕业后当医生工作繁忙，常吃不健康的饮食，又不坚持运动，不健康的生活方式使得他的体重从168磅（约76千克）增至204磅（约93千克），经常有疲劳感，身体状况越来越差。

　　肥胖是精神紧张、压力增大的最常见表现。作为一名心内科医生，库博意识到这一点，他开始减肥。6个月内，他成功减重，带来的变化是：高血压、糖尿病前期、疲乏和食欲不佳等问题迎刃而解。说起这一点，库博告诉我："我并无神丹妙药，只是少吃多动。"

　　后来他辞职与夫人开始发展有氧运动中心。美国多届总统还有许多宇航员都在他那里健身。后来，库博出版的《有氧代谢运动》成为全世界的健康经典之作。1989年，我把这本书翻译成了中文。

　　有氧运动其实是预防心血管疾病的一个非常好的方法。比如走路，因为走路不需要特殊的条件，还很有效，对于老年人和已经有心血管疾病的人来说也很安全。20多年来，我自己也体会到了其中的效果。

　　我曾经也是肥胖患者。后来我每天坚持走1万步，大概100分钟，每分钟走100步左右。我走了20多年，体重从以前的93千克最低减到74千克，现在大概75千克。20多年前我尿糖也不正常，现在都正常了。

　　很多人说减肥容易复发，而我一直没有复发，关键就是持之以恒，每天去做。每天至少运动一次，连续运动不少于30分钟。

　　毕竟心血管疾病预防和运动不是突击式的，是一辈子的事，就像每天得吃饭、工作、学习一样，一定要把运动整合到日常的生活、工作节奏里。比如参加会议早到会场时，我就自己出去走路，不愿意坐着聊天。茶歇时和大家一起喝点茶，剩下时间我就走起来。提前到机场，等着很烦，不如走起来。另外，我只要能坐地铁就坐地铁。在国外开会，住的地方离会场不远，我就尽量不坐车，走路去会场，把运动养成习惯。

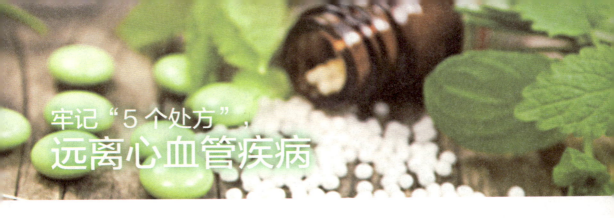

牢记"5个处方"，
远离心血管疾病

药物处方

一是个体化用药，学会自我管理药物的"三性"，即安全性、有效性和依从性（坚持用药，不随意减量或停药），每个患者的身体情况不同，应根据个体差异选择药物类别，把握药物剂量；二是考虑药物副作用；三是把握药物依从性，长期服药过程中要了解哪些药可停服，哪些药不能停服，哪些药需减少剂量，哪些药不能轻易更改剂量。

运动处方

在现代医疗手段逐渐丰富的今天，我们相信药物和仪器能治疗疾病，却渐渐忘记了运动是良医，运动是良药，忘记了有氧运动确实可以减体重、降血压、降血糖、降血脂（尤其是甘油三酯）、纾解焦虑抑郁情绪、改善睡眠。对病情稳定的冠心病患者而言，坚持有氧运动可促进形成侧支循环，减少心腔缺血。所以，建议大家多参加心脏康复训练，在医生与运动治疗师指导下学会制订个性化的运动方案。

营养处方

营养处方同样需要遵循因人而异的原则。冠心病患者须从饮食上加以控制，减少病从口入的机会，坚持低盐、低脂、低糖饮食。临床上发现，很多患者认为健康饮食就是"吃素"。事实上，并不需要完全隔绝富含蛋白质的肉类，而需要根据患者的实际情况，在心脏康复团队营养师的指导下，做好个体化营养评估、营养诊断，据此制订因人而异的营养处方。

心理处方

很多心脏病患者生病后，对自身的病情和接受的治疗，如对心脏支架手术或搭桥手术心里没底，医院又只卖"汽车"，不办"4S店"，术后无"售后"服务，从而使患者产生焦虑、不安情绪。焦虑和抑郁并不仅仅表现为情绪的低落或亢奋，它们常伴有"躯体化症状"，最常见的是胸闷、胸痛、背痛、心悸、出汗，甚至濒死感。这些常常会被误认为心脏病症状，患者有必要参加心脏康复训练，与心脏康复团队充分沟通。

戒烟处方

这是心脏康复过程中最应该被重视的环节，如果患者做完心脏支架手术后不戒烟，效果将大打折扣。因为吸烟会增加支架内形成血栓的风险，也会促使其他血管发生新的动脉粥样硬化，所以心脏病患者必须戒烟。

解读健康手机号：
140-6-543-0-268

目前，威胁人类健康和生命的最大敌人是心血管疾病，其发病率及病死率高居榜首。在我国，吸烟、高胆固醇、高血压、糖尿病、肥胖是导致冠心病和急性心肌梗死的5个危险因素。掌握"国人健康手机号"——14065430268，帮你构筑一道强大的生命防线，远离心血管疾病的危害。

140 收缩压降到140毫米汞柱以下

要保护心脏和脑血管，须把收缩压降到 140 毫米汞柱以下。老年人常见单纯收缩期高血压，很多老年患者因为担心舒张压降得过低导致心肌缺血，不敢应用降压药物，殊不知收缩压增高是造成脑卒中的最主要原因。应用降压药物（通常收缩压下降，而舒张压不会降得太多），把收缩压降到 140 毫米汞柱以下，是降低脑卒中风险的最重要措施。高龄老年人，把收缩压控制到 150 毫米汞柱以下即可。

6 空腹血糖降到6毫摩尔／升以下

空腹血糖降到 6mmol/L（毫摩尔／升）以下，糖化血红蛋白6% 以下。目前认为，糖尿病是冠心病的等危症。也就是说，得了糖尿病就相当于得了冠心病。糖尿病患者10 年内发生心肌梗死的危险与冠心病患者再发心肌梗死的危险相同，都是 20%。空腹血糖是最易发现异常和控制的指标。老年人的血糖控制标准应适度放宽。

543 不同人群的血胆固醇达标值

含义是：仅有高血压或仅吸烟者总胆固醇水平在 5mmol/L 以下，有冠心病或糖尿病的患者胆固醇水平要控制在 4mmol/L 以下，既有冠心病又有糖尿病的患者的胆固醇水平控制在 3mmol/L 以下。

现在的血脂检测存在误区，多数人更重视甘油三酯，忽略胆固醇。而且，医院化验单上总胆固醇的正常范围都采用统一标准值，没有根据每个患者的具体情况进行风险分析，进而给出相应的达标值，这样易使患者产生误解。

许多高危、极高危患者满足于化验单上标出的看似在参考范围内的总胆固醇水平而误认为自己不需要治疗。比如一个冠心病合并糖尿病患者，未来 10 年发生心血管疾病的风险高达 50%，属于极高危，其总胆固醇水平应在 3mmol/L 以下为最佳，而该患者化验结果总胆固醇为 5.3mmol/L。从医院的化验单上看，该胆固醇水平在正常范围内。但是，从预防未来心血管事件的角度来说，这位患者目前的血脂水平远未达标。

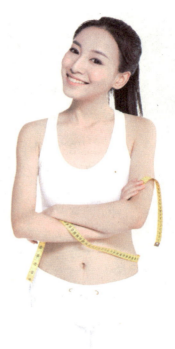

0 吸烟一定要为零（包括规避二手烟）

吸烟是年轻人发生心肌梗死的最重要原因。年轻男性如果吸烟，心肌梗死的风险可以增加 7 倍以上。吸烟量少即有风险，吸烟量越大，风险越大。每天吸烟 1～5 支，冠心病风险增加 40%；每天吸烟 20 支以上，冠心病风险增加 7 倍。

2 6 8 2尺8和2尺6是男女腰围界限

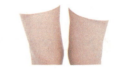

所谓"人与腰带同寿"，就是说要长寿得时刻关注自己的腰围。中国女性应把腰围控制在 2 尺 6 以下，男性则应控制在 2 尺 8 以下。

事实上，10 个心肌梗死，有 9 个可以被预测；6 个心肌梗死，有 5 个可以被预防。只要真正做到管住嘴、迈开腿，不吸烟、好心态、饭吃八分饱、日行万步路，80% 的心血管疾病可避免，只要做到 140-6-543-0-268，90% 的心血管疾病可预防。

戒烟"4个D"

戒烟中最重要的 4 种技巧：

深呼吸（Deep breathe）：一有吸烟的念头，就做深呼吸：用鼻子深深地吸气，数到 5，用嘴慢慢将气吐出。

喝水（Drink water）：在戒烟的过程中要多喝水，促进体内尼古丁排出。

做事情（Do something）：让手和嘴忙起来，将注意力集中在其他感兴趣的事情上。

延迟（Delay）：吸烟的急迫感只持续 3～5 分钟，最多 10 分钟，忍住这几分钟，不要屈服。

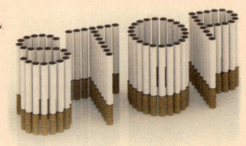

保护动脉的
"理想健康 4+4"策略

4个理想的健康行为:

1 不吸烟或戒烟超过 1 年。

2 坚持运动。每周从事中等强度的运动不少于 150 分钟,或剧烈运动不少于 75 分钟。即每周至少运动 5 天,每次不少于 30 分钟,可连续走路或慢跑。

3 健康饮食在中国非常重要的问题是控盐。中国人普遍吃盐超标,世界卫生组织提出每人每天盐的摄入量应少于 5 克,患有高血压、心脏病、糖尿病和肾脏病的人更应严格控制。含精糖量高的饮料是导致肥胖和糖尿病的有害饮品,对青少年健康危害极大,应严格限制。另外需要严格限制反式脂肪酸、饱和脂肪酸和肉类摄入量,倡导多吃新鲜蔬菜、水果和富含钾的食物。

4 通过健康的饮食和运动锻炼保持理想体重,使体重指数(BMI)〔体重(千克)÷ 身高²(米²)〕小于 24。

4个理想的健康因素:

1 不吸烟或戒烟超过 1 年。

2 非药物治疗情况下,血压低于 120/80 毫米汞柱。

3 非药物治疗情况下,总胆固醇小于 5.2 毫摩尔 / 升(200 毫克 / 分升)。

4 非药物治疗情况下,空腹血糖小于 6.1 毫摩尔 / 升(112 毫克 / 分升)。

我们提倡,每个人从出生到成年,保持健康的生活方式,如健康饮食习惯、坚持规律运动等,不过度使用药物治疗,血压持续保持在 120/80 毫米汞柱以下,血脂和血糖也同样保持在理想水平,直到老年。如果得了高血压,需要用药物控制使之达标,效果虽然没有自然达标好,但亦可有效减少各种心血管并发症的发生发展。血脂和血糖的管理是同样的道理。

树立健康理想,实现理想健康。中国 2010 年上海世博会的主题是:"城市,让生活更美好",我认为可以进一步提出:"健康的城市,让人的生活更美好!"

第 1 章

双心第一心
养护心血管，心脏平安寿百年

心脏，人体血液的动力站

心脏是血液流动的发动机

心脏昼夜不停地收缩和舒张（人的一生中大概跳动 30 亿次），推动血液在血管里循环流动，是人体血液循环的"发动机"。

心脏的构成

心脏主要由心肌构成，内有四腔：后上部为左心房和右心房，前下部为左心室和右心室。

心脏的位置

心脏位于胸腔内，膈肌（用于分隔胸腔和腹腔）的上方，两肺之间，其前为胸骨及肋骨，其后为食管和脊柱。以胸骨中线为界，一般来说人的心脏约 2/3 位于身体正中线左侧，1/3 位于正中线右侧，在左侧胸前可触及明显的心脏跳动。也有极少数人是"右位心"（心脏主要位于右侧）。

心脏的外形

心脏的外形好像倒挂的圆锥体或者鸭梨，大小似每个人自己的拳头。成年人心脏长径 12～14 厘米，横径 9～12 厘米，前后径 6～7 厘米，重量约 260 克。心尖钝圆，向着左前下方。以右手握笔写字的姿势做比喻，手背好比心底，手指前面相当于心尖，心尖就是可触及心脏搏动最强的地方。

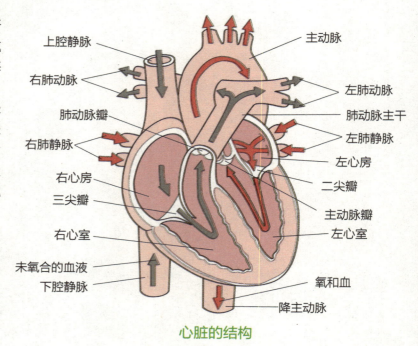

心脏的结构

冠状动脉是心脏的生命线

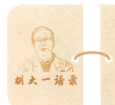

目前我国青少年冠状动脉的情况与美国相比，恐怕有过之而无不及。以肥胖为表现形式的代谢综合征在青少年中已很普遍，伴随着他们的高血脂、高血压、高血糖，都是未来发生冠心病的危险因素。预防冠心病不能等到中老年，需要从青少年就开始。

　　人的心脏形状像一个倒置的、前后略扁的圆锥形，而冠状动脉几乎环绕心脏一周，恰似一顶王冠，这就是"冠状动脉"这个名字的由来。心脏不停地跳动，本身也需要营养、热量和氧气，还要排出代谢的废物。冠状动脉和静脉组成了满足心脏新陈代谢所需要的血管系统。

冠状动脉供给心脏血液

　　冠状动脉起源于主动脉根部，分为左冠状动脉和右冠状动脉，在心脏表面行走，并分出许多小支进入心肌，在心肌中形成丰富的毛细血管网，供给心肌血液。左冠状动脉主要供应左心室前壁和侧壁，右冠状动脉主要供给左心室下壁、后壁和右心室。

冠状动脉很辛苦

　　人的一生中，心脏在不停工作。心脏整个工作过程所需要的热量几乎完全依靠有氧代谢来提供，因此冠状动脉能否持续不断地为心脏输送大量氧气至关重要。心肌的热量储备非常小，当心脏工作量加大（如劳动）时，心肌耗氧量的增加依靠冠状动脉扩张、冠状动脉血流量增加来满足。如果冠状动脉管腔狭窄，在需要时不能相应地增加血流量，就容易出现心肌缺血或者心绞痛。

初步认识冠心病

　　冠心病是由于冠状动脉器质性（如动脉粥样硬化）狭窄或阻塞而引起心肌缺血、缺氧或心肌坏死的一种心脏病，也称"缺血性心脏病"。目前，冠心病还包括炎症、栓塞等导致的管腔狭窄或闭塞。其典型的症状是在体力活动进行中或情绪激动时，突感胸骨后、心前区或咽喉部有压迫感或紧缩感，也可为烧灼样或钝痛感，停止运动后数分钟好转。

医生不说你不知道

　　冠心病绝对不是由病毒和细菌引起的疾病，而是由不健康的生活方式（如吸烟、不运动、高糖高脂饮食）带来的多重危险因素导致的。多重危险因素会导致未来患冠心病的风险增加。冠心病的危险因素有哪些呢？第一，吸烟；第二，高胆固醇；第三，高血压；第四，糖尿病；第五，肥胖。

心脏是如何完成泵血的

胡大一语录

有人说，心血管疾病是第一大杀手，是不是我们现在心脏太弱了呢？其实，主要是心脏病的危险因素越来越多了。20 世纪50 年代，没那么多肥胖，没那么多高血压，没那么多胆固醇增高，吃鸡蛋、吃肉都得凭票，你想多吃胆固醇也没有。现在生活条件好了，这些导致心脏病的危险因素太强了，敌强我弱。

在生命过程中，心脏不断做收缩和舒张交替的活动，舒张时容纳静脉血返回心脏，收缩时把血液射入动脉，为血液流动提供能量。心脏的这种活动形式与水泵相似，因此可以把心脏视为实现泵血功能的肌肉器官。

心脏的"工作制度"

心脏始终奉行劳逸结合的"工作制度"，收缩期为工作期，舒张期为休息期。心脏每收缩和舒张一次构成一个心动周期，心房和心室交替收缩、交替休息。

心脏泵出血液知多少

心脏虽小，其重量只占体重的 4%～4.3%，可它的工作量却极为惊人。据推算，一个健康的成年人每天心脏泵血所做的功相当于将一辆 5 吨重的汽车抬高 5 米，如此循环往复、生生不息。

人体内血液总重约为体重的 8%。体重为 50 千克的人，血量约为 4 升，而心脏每分钟输出的血量约为 5 升，也就是说，心脏在不到一分钟的时间内，就能使人体的血液循环一遍。心脏跳动时输出血液的速度也是很惊人的，它能以每秒 8 米的速度射出血液，并推动全身血液流动。

心率知多少

心率是心脏搏动的频率，即每分钟跳动多少次。健康成人在清醒、安静状态下的心率通常在每分钟 60～100 次，多数在 70～80 次；儿童心率比较快，随着年龄的增长，心率渐渐变缓。剧烈活动时心率增快，健康成人可达到 160 次／分钟或以上（一般健康人的最大心率公式近似推导：最大心率 = 220－年龄，如果心率达到了最大心率的 80%，心脏就要承受更多负担，容易发生心脏事件）；睡眠时可降至 40～50 次／分钟。

心脏好不好，与这些因素有关

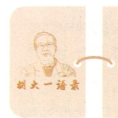

胡大一语录

心血管疾病固然可怕，但只要积极重视自身风险因素，科学地进行预防，10 个心肌梗死，有 9 个是可被预测的；6 个心肌梗死，有 5 个是可被预防的。要想有效地预防心血管疾病，首先就要对自己患病的风险做到心里有数。

01 体重

肥胖的人患心脏病的风险是普通人的 2～3 倍。

02 胆固醇

主要是低密度脂蛋白胆固醇（LDL-C），LDL-C 偏高会直接导致血管的动脉粥样硬化，并进一步导致心脏的缺血性改变。

03 吸烟

吸烟是导致心肌梗死的直接因素，每天吸两包烟的人心肌梗死的风险比不吸烟的人能高出 8 倍之多。但是，这并不是最可怕的。最可怕的是很多人胆固醇很高，但仍坚持吸烟。在 35～45 岁的男性中，吸烟对心肌梗死的影响居于首位。单独一种因素便可让心肌梗死高发，而在高胆固醇和高吸烟量的协同作用下，心肌梗死发生的可能性更高。尤其是做过药物支架手术的患者，更要马上戒烟，继续吸烟易使支架内发生血栓，闭塞血管，导致急性心肌梗死，甚至猝死。

04 运动

不运动的人患冠心病的风险比运动的人高 2 倍以上。

05 心理因素

长期心理压力大会影响身体的炎症反应机制，进而导致心脏症状的加剧。

06 饮酒

长期大量饮酒可影响心脏健康，增加心脏负担，加重心肌缺血，诱发心肌梗死、心律失常。

07 血压

血压是心脏健康的晴雨表，血压高会给动脉血管很大的阻力，使心脏的工作负荷加大，心脏便需更强有力地收缩，才能够把血液送到全身各处，久而久之会诱发心力衰竭。

08 饮食

高盐、高糖、高脂肪等不良的饮食习惯会增加患心脏病的风险。

心脏有毛病，你察觉得到吗

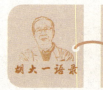

很多病是拖出来的，要珍惜自己的身体，感到身体不舒服时要尽早检查，及时发现问题。去找正规医院的医生治疗，特别是心脏，不舒服时一定不要硬扛，否则悔之不及。

就像水泵用久了会出现问题，或功能出现下降一样，心脏过度疲劳也会出现问题。导致心血管疾病的原因有多种，如吸烟、大量饮酒、精神压力大、经常吃不利于心脏健康的食物等。心脏出现问题时，身体通常会有一些特殊的表现。注意改变这些不健康的生活方式和行为（症状因人而异），有助于你远离心血管疾病。

呼吸急促

这里说的呼吸急促可不是发生运动后，而是稍微活动一下就呼吸急促，如爬楼梯等，表现为喘不上气、上气不接下气，严重的还会出现呼吸困难。除了心脏的问题，慢性支气管炎、肺气肿等疾病也会导致呼吸急促。

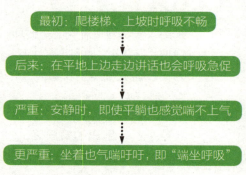

最初：爬楼梯、上坡时呼吸不畅

后来：在平地上边走边讲话也会呼吸急促

严重：安静时，即使平躺也感觉喘不上气

更严重：坐着也气喘吁吁，即"端坐呼吸"

胸痛

胸痛是心绞痛的典型症状，表现与心肌梗死类似，发作时间有的1~2分钟，长的可以到15分钟左右。如果不加以注意，数日后，有的患者会转为心肌梗死。所以，提醒大家，如果感觉胸痛（压榨性痛），或者伴有焦虑的症状，最好及时就医咨询。

心悸

心悸就是人体感觉脉搏跳得很快，搏动很厉害，明显感到心脏"扑通、扑通"地跳。正常人在运动或处于紧张时会出现这种情况，如果不是这些原因，可能就是心脏有问题了。

水肿

心脏功能不全时，心脏的泵血能力会减弱，心脏舒张时，心腔剩余的血增多，静脉血回心房就会受阻，容易淤积在下肢，当血液中的水分溢出后，会导致局部水肿，用手指按会出现下肢皮肤凹陷的现象。肝脏和胃肠也会淤血，表现为肝脏肿大，触摸时痛和食欲不振、腹胀等。另外，肝脏和肾脏疾病也会导致水肿，但是水肿位置较高，如面部、眼睑等。

头晕、晕厥

一些心脏疾病，如心绞痛、心肌梗死、心律失常、瓣膜病等，会导致血的排出量大大减少，脑部供血出现不足，这样容易引发晕厥等症状。需要警惕的是，室性心动过速、心室颤动等心律失常的患者，一旦晕厥就有猝死的危险。

检查心脏功能，该做哪些项目

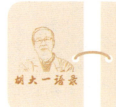

胡大一语录

现在医学检查和化验技术越来越多，令人眼花缭乱。患者对检查化验结果了解很少，医生往往由于忙而不能给予充分解释。很多与疾病无关的检查结果，被患者误认为是大事，引发不必要的焦急甚至惊恐情绪，同时诱导进一步的过度检查、过度医疗。

心电图检查

常规心电图是心脏的基本检查项目，常用来了解有没有心肌缺血或心律失常的情况。不仅有胸痛、心慌等症状的人需要做常规心电图，任何怀疑心脏有问题的人以及做体检的人（特别是超过 50 岁的人）都需要进行心电图检查。

24小时动态心电图（Holter监测）

被检查者佩戴专门的记录仪，由记录仪 24 小时连续记录心脏在活动和安静状态下心电图的变化。心房颤动者，尤其是无症状的老年患者，做 Holter 监测容易发现夜间有心跳的长间歇。如果一个长间歇是 2 秒，每分钟 60 秒，60 除以 2 就是每分钟最慢心率 30 次；如果长间歇为 3 秒，则每分钟最慢心率就是 20 次。这些数字往往会令人焦急、紧张甚至惊恐。

过去长间歇 2 秒、3 秒可能就需要植入起搏器。现在的建议是房颤患者长间歇大于 5 秒（最慢心率 12 次 / 分）须植入起搏器。没有症状，夜间有长间歇，别盲目植入。

运动平板试验

运动平板试验是诊断冠心病、评价冠心病病变程度的有效方法。CT 检查报告常显示一些不同程度的冠状动脉斑块。如无症状，没有心绞痛，别轻易进行造影和支架手术；必要时可做平板运动试验进行评估。

冠状动脉造影

冠状动脉造影是诊断冠心病的金标准，诊断准确客观。

冠状动脉CT造影

冠状动脉 CT 造影适合做冠心病的筛查或复查；冠状动脉 CT 造影检查之后不一定需要做冠状动脉造影，但是有明显异常的，尤其是左主干、前降支近段等关键部位有明显异常病变的，还是建议做进一步冠状动脉造影检查。

医生不说你不知道

超声心动图报告单上会写着很多术语，如二尖瓣轻度关闭不全、三尖瓣轻度关闭不全、主动脉瓣轻度关闭不全等。上述这些情况是正常现象。就像家里的门关得再严也有空气能透过来一样，千万别紧张。

血管，人体养料的运输管道

血管中的大、小循环和微循环

　　人体的血液循环系统是由心脏和血管组成的。根据循环途径的不同，可将血液循环分为大循环、小循环和微循环。

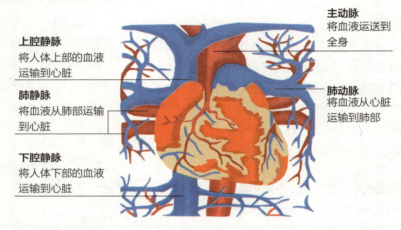

主动脉
将血液运送到全身

上腔静脉
将人体上部的血液运输到心脏

肺动脉
将血液从心脏运输到肺部

肺静脉
将血液从肺部运输到心脏

下腔静脉
将人体下部的血液运输到心脏

血液循环

大循环（体循环）

　　左心室（收缩）→含氧气和营养物质的动脉血进入主动脉→各级动脉分支→进入毛细血管→气体和营养物质交换→含二氧化碳和代谢产物的静脉血→小静脉→各级静脉→回流至上、下腔静脉及冠状窦→右心房→右心室。

　　体循环的特点是路程长、流经身体的范围广，它主要通过动脉血来滋养全身各组织，然后将其代谢产物经静脉运回心脏。

小循环（肺循环）

　　右心室（收缩）→含有二氧化碳的静脉血进入肺动脉→肺动脉各级分支→肺泡壁的毛细血管→血管和肺泡进行气体交换→含氧饱和的动脉血进入小静脉→肺各级静脉→回流至左、右肺静脉→左心房→左心室→主动脉→全身。

　　肺循环的特点是路程短，它只通过肺，主要是完成气体的交换。

微循环

　　微循环是指微动脉与微静脉间的血液循环，广泛存在于人体的各个器官组织中，是大循环中的一个重要环节。微循环包括血液、淋巴液和组织液在微血管、微淋巴管和组织间的循环。它的特点是可以通过直捷通路、迂回通路和动－静脉短路来实现血液从微动脉到微静脉的流动，并完成血液和组织液之间的物质交换。

血管活多久，人就活多久

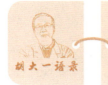

胡大一语录

心血管医学领域有一句耳熟能详的话——"人与动脉同寿"，一个人的动脉有多老，他就有多老。也有人形象地把血管比作"生命的蜡烛"，这些都说明了寿命与血管健康的密切关系。

看看你的手背，鼓起来的"青筋"是什么？血管。再摸摸你的手腕，跳动的是什么？还是血管。你看，血管遍布你的全身，可谓无处不在。那么，血管是个什么器官？扮演的是什么角色？与我们的健康乃至生命有什么关系呢？

看看血管的真面目

所谓血管，就是血液流动的管道，分为动脉血管（如腕部跳动的桡动脉）、静脉血管（如手背上的"青筋"）和毛细血管 3 种。根据研究人员的测算，如果将一个人全身所有的血管一根接一根地连起来，大约长达 15 万千米，可绕赤道近 4 圈！而血液

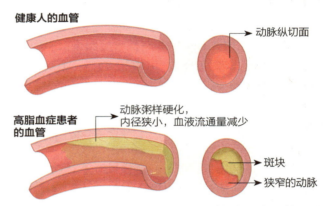

就在这样庞大的血管网络里往返流动，循环不息，一天 24 小时，其循环总里程可达 27 万千米左右，相当于绕赤道 6 圈多。除了运输血液，血管还提供了两个重要的健康指数，一是脉搏，二是血压。

你的血管几岁了

1 情绪压抑。

2 过于较真。

3 嗜吃方便面及饼干、点心。

4 偏爱肉类食品。

5 不愿运动。

6 每天吸烟支数乘以年龄超过 400。

7 爬楼梯时胸痛。

8 手足发凉，有麻木感。

9 忘性大，经常丢三落四。

10 血压升高。

11 胆固醇或血糖升高。

12 亲属中有人死于冠心病或脑卒中。

上表中如果你只符合 1～4 项，说明你的血管年龄尚属年轻，应该继续保持；如果符合 5～7 项，则提示你的血管年龄比你的生理年龄至少大 10 岁；如果符合 8～12 项，那么你的血管年龄将比生理年龄大 20 岁以上。后两种情况提示你应该调整生活方式了。

管好血压和血脂，遏制心血管疾病

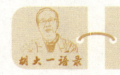

一手抓血压，一手抓血脂，才能遏制心血管疾病高发。

血压的干预，越早越好

高血压患者的血压应控制在 140/90 毫米汞柱以下，但目前对收缩压（预后意义更大）的控制比较差。

血脂化验单，先看坏胆固醇

血脂化验单上通常有"总胆固醇"（TC）、"甘油三酯"（TG）、"高密度脂蛋白胆固醇"（HDL-C）和"低密度脂蛋白胆固醇"（LDL-C）等几项，老百姓通常关注前两项，忽略后面的。事实上，最后一项——低密度脂蛋白胆固醇才是最要紧的。全球多项研究结果表明，低密度脂蛋白胆固醇与动脉粥样硬化的关系最为密切。由于低密度脂蛋白胆固醇可以渗入动脉血管壁中，开启动脉粥样硬化的进程，进而引发各种心血管疾病，因此被称为"坏胆固醇"。国内外血脂防治指南中均把降低坏胆固醇水平作为首要的治疗目标。

另外，不同人群根据其心血管风险分层不同，血脂控制的目标值也是不同的。心血管危险因素包括年龄大（男性 45 岁以上，女性 55 岁以上）、吸烟、血脂高、肥胖、冠心病家族史等，危险越高，坏胆固醇水平需要降得越低。具体来说：

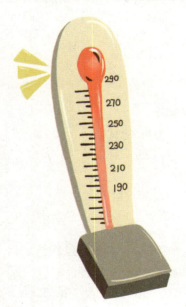

1 血压正常且无其他危险因素者属于低危人群，坏胆固醇水平低于 4.14 毫摩尔 / 升即可。

2 对于有高血压或有 3 种以上危险因素的中危人群来说，坏胆固醇水平应降到 3.37 毫摩尔 / 升以下。

3 已有冠心病、脑卒中、糖尿病、慢性肾病等疾病的高危人群，该指标应低于 2.59 毫摩尔 / 升。

4 若急性冠脉综合征正在发作，或者有冠心病、脑卒中合并糖尿病，则应将坏胆固醇控制在 2.07 毫摩尔 / 升以下。

满 18 周岁的成年人，在未服用抗高血压药物的情况下，收缩压 ≥ 140 毫米汞柱或舒张压 ≥ 90 毫米汞柱即为高血压。患者既往有高血压病史，目前已服用降压药，即使血压水平低于 140/90 毫米汞柱，仍是高血压。

教你 3 步走，让血管更年轻

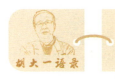

胡大一语录

重视血管健康，警惕动脉粥样硬化斑块，从评估血管年龄、动脉硬化早期检测开始，让血管更年轻！

　　遍布全身的血管犹如家中的自来水管道，用的时间久了，管的内壁就容易结垢、生锈。而一些不好的生活习惯也会加速血管老化。

通过眼睛来判断血管阻塞的状况

　　生活中你可能无法判断自己血管阻塞的状况怎样，但可以通过眼睛来判断。如果白眼球里面红血丝多，基本上可以判断毛细血管的阻塞率已经很高了，或者有些老年人的脸上布满小红血丝，鼻子上有小蚯蚓似的红血丝，也表明毛细血管被结团状态的红细胞阻塞得非常厉害，这预示着下一步将会出现更多的问题。

从预防动脉粥样硬化入手

　　在表面健康的人群中早期、高效、准确地识别出已患亚临床动脉粥样硬化的个体，是心血管疾病预防决策的重点，也是早期采取生活方式干预的依据。对 65 岁以上的老年人、冠心病、脑卒中、糖尿病、高血压、代谢综合征和高脂血症患者，以及具有多种冠心病危险因素的人群，应常规进行动脉硬化早期检测。

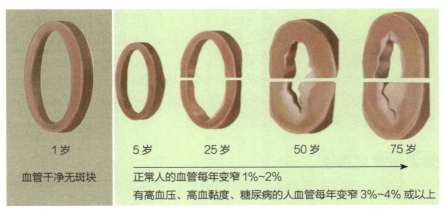

1 岁

血管干净无斑块

5 岁　　　25 岁　　　50 岁　　　75 岁

正常人的血管每年变窄 1%~2%

有高血压、高血黏度、糖尿病的人血管每年变窄 3%~4% 或以上

给血管做套操

　　目前世界上没有一种药能有效解决血管弹性的问题，但是我们每个人天生就有一套保持血管弹性的方法。例如，每晚睡前用冷热水交替淋浴，热水温度为 40~44℃，冷水温度为 12~16℃。淋浴时先冷后热，交替 5~10 次，每次持续 2~3 分钟，最后以热水浴结束。这种血管体操可以促进血液循环，及时"冲走"血管内的垃圾。另外，大步快走也是一种不错的血管操，可以增强肌耐力并增强血管弹性。

心血管疾病的 4 条防线

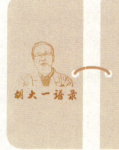

心血管疾病的发生和发展有一个系统的过程，吸烟、高血压、血脂异常、肥胖以及近年来为人们所关注的代谢综合征等危险因素可看作疾病的上游，有时在一个人身上可集中多种危险因素。心血管疾病从有危险因素到出现临床症状，这中间大概需要几十年的时间。但遗憾的是，有相当多的人从来没有症状和先兆，而是突然发生心肌梗死、脑卒中甚至意外死亡。

《黄帝内经》几千年前就挑明了"上医治未病"。什么叫防未然、治未病呢？就是在没发病的时候就去防病，就是对多重危险因素在源头进行综合控制，就是将我们防病治病的重点从"下游"转到"上游"，这是一个非常重要的医学模式的转换。

第 1 条防线　防发病

一级预防怎样去做呢？因为很少人只有一个危险因素，往往是吸烟、高血压、血脂异常、糖尿病、肥胖多种危险因素并存。所以，要结成广泛的联盟，筑起全面的防线，必须从一级预防下手。

如高危高血压患者（占 20%），仅靠饮食、锻炼是不能控制血压的，必须用药物干预，而且要特别强调温和适度的锻炼；中危高血压患者（占 10%），改变生活方式，如合理饮食与有氧代谢运动，锻炼的"口子"也可开大一些；低危患者（占 5%）可以靠运动、控制危险因素等调整 6 个月，以观后效。

没有糖尿病的轻度高血压患者可以通过改变生活方式、限盐 6 个月后再决定是否用药。这里要特别提醒一句，在血脂异常的干预力度上，糖尿病和冠心病、心肌梗死等同（称为"等危症"），切不可忽视。

第 2 条防线　防事件

发生心肌梗死、脑卒中等严重事件的基础是"不稳定斑块"及其破裂后引发的不同程度的血栓，前面说过，半数以上的事件并无先兆而突然发作，目前尚无预测手段。

防事件对于有"稳定斑块"的患者（见于稳定型心绞痛）而言，有利于保证斑块继续稳定，不向不稳定的方向发展；对于有"不稳定斑块"的患者（见于不稳定型心绞痛或急性心肌梗死）而言，有利于促使其向稳定转化，防止发生心肌梗死及脑卒中。

防事件的核心是两个"防"，第一是构筑一条调脂（他汀）防线，这会使原来稳的更稳，原来不稳的向稳定转化。他汀类药物除有降脂作用外，可能具有另外附加的稳定斑块的作用，即通过改善血管内皮功能的作用、抗炎作用、抗栓作用等来促使斑块稳定。

第二是抗栓，最便宜、最有效的百年老药阿司匹林，预防用量 75mg 至 80mg，每日 1 次，晚上睡前服。但在不稳定型心绞痛或急性心肌梗死病发时，第一次阿司匹林剂量不应小于 150mg，应将药片嚼碎服下，以便尽快起作用。"高血压理想治疗"实验结果表明，在满意控制血压的同时，每日服用阿司匹林 75mg，可使心肌梗死的风险降低 30% 左右，而不增加脑出血的风险，但可能使脑以外的其他部位出血，如胃肠出血的风险增加两倍。

第 3 条防线 防后果

如果出现了心肌梗死、脑卒中等严重后果，就要考虑如何尽快地、用科学的手段规范地救治病人。无论溶栓还是介入治疗，都要强调时间。时间就是心肌，时间就是生命。作为病人，只要有胸痛就要去医院以争取获救的机会。低危险病人应联合使用不同的、及时的抗栓药物；高危险病人应该及早介入干预，早期使用他汀类药物。

第 4 条防线 二级预防防复发

对于已经获救的心肌梗死或脑卒中存活者，最重要的是二级预防——防复发。这是再发严重心血管事件的极高危人群。一级预防是没发病时去防病，那么二级预防就是已发病后防止"二进宫"，即防止复发。已有丰富的临床实验证据表明，二级预防的 A、B、C、D、E 防线具有重大意义。

A：① Aspirin（阿司匹林）；② ACEI（血管紧张素转换酶抑制剂）

B：① B-blocker（B-受体阻断剂）；② Blood pressure control（控制血压）

C：① Cholesterol Lowing（降胆固醇）；② Cigarette quitting（戒烟）

D：① Diaetes control（控制糖尿病）；② Diet（合理饮食）

E：① Exercise（运动）；② Education（病人教育）

二级预防的这 5 项性命攸关，每项都有两个内容，而且都非常重要，每一位病人都要逐条逐项去做，并持之以恒。这个二级预防提倡"双有效"，即有效药物、有效剂量。现在很大一部分患者在服用各种各样的"没有"副作用但作用不确切的无效药物或无效保健品，还有很大一部分人虽然服用的药品品种对了，但剂量太小或用的时间不对；也有相当一部分患者第一次发病后经过抢救没事了，就好了伤疤忘了疼，不去看病了，也不吃药了，这很危险；还有的嫌用药麻烦，吃吃停停，停停吃吃，不但效果不好，而且危险。

需要二级预防的患者应遵循这 5 条，对自己的病情、病程进行自我管理，不妨建一个健康档案，每天记健康日记，探寻自己的健康规律。已患冠心病、脑卒中或者做过经皮冠状动脉腔内成形术（PTCA）或心脏搭桥手术的患者应定期到医院或社区复查，有事报病情，无事报平安，获取防病的指导。

吃什么食物能降低心脏病风险

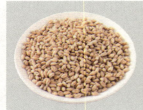

小麦 心气足了心神安

小麦被称为"五谷之贵"，中医认为它能养心安神、除烦去躁，对缓解女性更年期综合征症状、自汗盗汗以及烦躁情绪等有食疗作用。

淮小麦养心宁神

淮小麦指的是江淮地区出产的颗粒饱满的小麦。当心不在焉、闷闷不乐或精神不安时，可取带皮的全小麦熬粥。现代营养学认为，全谷食物含有丰富的纤维素，有助于调节血压及保持心脏健康。

浮小麦敛汗止汗

浮小麦是干瘪的、放入水里能漂浮起来的麦子。关于浮小麦敛汗的作用，在古代医学典籍中也多有提及。凡体虚多汗（稍一活动就大汗淋漓）、自汗、阴虚盗汗者，可去中药店买一些浮小麦，将其在火上炒一炒，然后碾成粉，每天晚上做成稀饭吃就行了。

甘麦大枣汤：养心安神名方

取甘草 10 克，淮小麦 30 克，大枣 30 克，加水适量，小火煎煮。取煎液二次，混匀分 2 ~ 3 次服。本汤出自《金匮要略》，专门治疗女性"脏躁"。"脏躁"是指人的心血不足引起的失眠多梦、心悸不安、常打呵欠、悲伤欲哭等一系列症状。

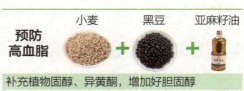

	小麦	黑豆	亚麻籽油
预防高血脂		+	+

补充植物固醇、异黄酮，增加好胆固醇

	小麦麸	面粉	鸡蛋
预防糖尿病		+	+

低糖，高纤维素，高蛋白质

	小麦	大枣	黄芪
缓解自汗		+	+

加水煎服，益气，固表，止汗

	小麦	粳米	大枣
缓解失眠		+	+

混合煮粥，养心安神

淮小麦比浮小麦更养心吗？

中医里，淮小麦、浮小麦都可入心经而养心，前者功效上侧重于养心益气，后者功效上侧重于止汗。两者不宜混用。

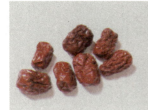

大枣　补心强心少不了它

现代医学表明，大枣中含有的环磷酸腺苷有扩张冠状血管的作用，可改善心肌的营养状况，增强心肌收缩力，有利于心脏的正常活动，对预防心血管疾病有一定作用。

补气益血的中药

大枣是一味养心补血、健脾益胃的中药，食疗药膳中常加入大枣，以补养身体、滋润气血。现代研究表明，大枣对治疗血小板减少、非血小板减少性紫癜有一定效果。大枣的种类比较多，若是要补脾胃进而补气血，适合选用大红枣，如新疆的和田大枣。小红枣更偏向于补心血，能缓解焦虑、紧张情绪，改善失眠等。大枣的吃法也有不少，补气血推荐用枣熬粥，这样较易吸收，并且粥也有补脾胃（脾胃为气血生化之源）的功效。

这么吃安神助眠

大枣具有镇静的作用，可以缓解精神紧张和心中烦乱、失眠，以及一般更年期综合征的症状。对于生活在压力中的现代人来说，加一味大枣就能安神助眠。晚饭后用大枣加水煎汁服用，或者与百合煮粥，或者临睡前饮汤食枣，都能加快入睡。将 10 枚大枣和少许甘草用水煎好后服用，可以镇静安神。

大枣炒黑后泡水喝更好？

没有在铁锅里炒硬、炒黑的大枣泡茶喝是无用的，因为外皮包裹住了枣，营养成分出不来。经过炒制的大枣经开水一泡，表皮都裂开了，里面的营养成分就会慢慢地渗出来。

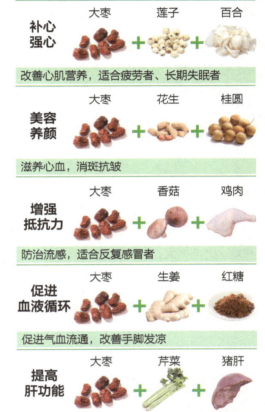

补心强心　大枣 + 莲子 + 百合
改善心肌营养，适合疲劳者、长期失眠者

美容养颜　大枣 + 花生 + 桂圆
滋养心血，消斑抗皱

增强抵抗力　大枣 + 香菇 + 鸡肉
防治流感，适合反复感冒者

促进血液循环　大枣 + 生姜 + 红糖
促进气血流通，改善手脚发凉

提高肝功能　大枣 + 芹菜 + 猪肝
补充糖类、B 族维生素、维生素 A 等护肝营养素

芹菜大枣汤：康复良方

取芹菜 200 克、大枣 10 枚，洗净后加水适量，煎煮 30 分钟，食芹菜及枣并喝汤。本汤有健脾养心、降压降脂的功效，可作为高血压、高脂血症及冠心病患者的辅助食疗方。

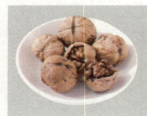

核桃 富含保护心脏的 ω-3脂肪酸

> ω-3脂肪酸是一种多不饱和脂肪酸，可以阻止血液凝聚、减少血管收缩，对心脏和血管非常有益。要想获得 ω-3 脂肪酸，除了吃深海鱼类，还可以吃几个核桃。

生吃核桃更补充 ω-3脂肪酸

核桃，可以生吃，也可以炒菜、煮粥吃。生吃和熟吃，这两种吃法的作用是不一样的，核桃生吃可以补充 ω-3 脂肪酸，补脑护心；熟吃可补肾。核桃加热后温补肾阳的作用会更强，但加热后少部分不饱和脂肪酸会被氧化，吃多了会引起血脂升高。

核桃每天吃多少个为宜

因为核桃的植物油含量多，所以每天单独吃 1~2 个即可。建议大家选择纸皮核桃，壳薄仁大，吃起来比较方便。另外，生吃核桃时宜细嚼慢咽，如此才能补肺益肾。

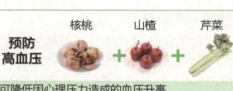

	核桃	山楂	芹菜
预防高血压	+	+	

可降低因心理压力造成的血压升高

	核桃	大枣	蜂蜜
保护心肺	+	+	

润肺止咳，可缓解咳嗽、慢性支气管炎

	核桃	黑芝麻	桑葚
延缓衰老	+	+	

补充不饱和脂肪酸，抗氧化

	核桃	枸杞子	黑米
乌发护肤	+	+	

补肾乌发，补维生素E，护肤

核桃山楂黑豆浆：保护血管

核桃仁 15 克，黑豆 60 克，鲜山楂 25 克，冰糖 15 克。黑豆浸泡 8 ~ 12 小时，洗净；鲜山楂洗净，去蒂除子，切碎；核桃仁切小块。将上述食材倒入全自动豆浆机中，加水至上水位线之下，按"豆浆"键，煮至豆浆机提示豆浆做好，加冰糖搅拌至化开即可。核桃山楂黑豆浆可健脑、降压、降脂。

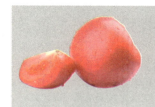

番茄 天然的血栓溶解剂

冠状动脉内存在的血栓被视为导致心脏病和脑卒中的重要原因，而番茄含番茄因子（番茄籽周围的黄色胶状物质），可使血小板活性降低，有溶解血栓的作用，被称为"天然的血栓溶解剂"。

生吃番茄补充维生素C

对于心脏病患者来说，维生素 C 摄入量不足会加重发炎症状，从而导致更严重的心脏病发病后果。所以，心脏病患者需要保证足够的维生素 C 摄入量。番茄中含有较多的维生素 C，但由于维生素 C 不耐热，所以生吃番茄不失为补充维生素 C 的一种好办法。但尚未成熟的青番茄中含有毒素，不宜食用。

熟吃番茄补充番茄红素

番茄中含有番茄红素，番茄红素是一种脂溶性维生素，经过加热和油脂烹调后，才更有利于发挥其保护心血管、调节血脂、抗癌防癌的作用。由于番茄红素遇光、热和氧气容易分解，烹调时应避免长时间高温加热，以保留更多的营养成分。做菜时盖严锅盖，再稍加些醋，能尽量避免番茄红素被氧气破坏。

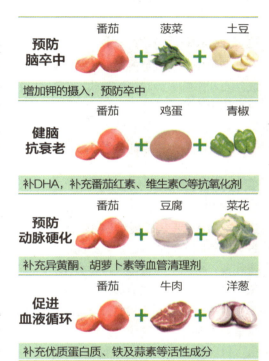

	番茄	菠菜	土豆
预防脑卒中	+	+	

增加钾的摄入，预防卒中

	番茄	鸡蛋	青椒
健脑抗衰老	+	+	

补DHA，补充番茄红素、维生素C等抗氧化剂

	番茄	豆腐	菜花
预防动脉硬化	+	+	

补充异黄酮、胡萝卜素等血管清理剂

	番茄	牛肉	洋葱
促进血液循环	+	+	

补充优质蛋白质、铁及蒜素等活性成分

番茄炒蛋：健脑防衰老

准备番茄 250 克，鸡蛋 2 个。将鸡蛋打散搅匀，番茄切块。锅置火上，放油烧热，下蛋液炒至表面焦黄，捞出。锅中再次放油烧热，爆香葱花，放入番茄块翻炒。待番茄出汁液后，放盐和炒好的鸡蛋，翻炒均匀即可。番茄富含维生素 C，而鸡蛋缺乏维生素 C，这种搭配很有道理。这道菜可以降脂、降糖、健脑、抗衰老。

什么人适合喝番茄汁？

体检时发现血液黏稠度高、胆固醇高的人，都很适合喝番茄汁。研究发现，每天喝一杯番茄汁（约 200 毫升），血液黏稠度及坏胆固醇水平都有所降低。

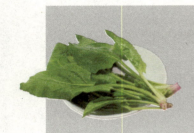

菠菜 预防心血管疾病

菠菜中富含叶酸，有研究表明，服用叶酸可降低患心脏病的风险。另外，菠菜中富含的叶酸和铁能够促进红细胞合成，提高血液携氧量，从而加快血液循环，对于心血管疾病有积极的预防作用。

菠菜食用前用水焯一下

菠菜中含有大量的草酸，为了避免形成结石和影响人体对钙的吸收，烹饪时最好先用沸水焯一下并把水倒掉，以降低草酸含量。不过，焯的时间不宜太长，否则会降低菠菜中维生素的含量。

变着花样吃菠菜

菠菜的烹饪方法各种各样，或凉拌或快炒或做汤，还可以菠菜、胡萝卜、橘子、荸荠、豆腐干为原料，佐以果醋、香油、葱和姜，再加上煮蛋做成沙拉食用，既美味又营养。菠菜汁也能加入面粉中做饺子（用芹菜汁、菠菜汁和面，煮熟后的饺子皮呈淡绿色，如同翡翠），以增加叶酸的摄入量。

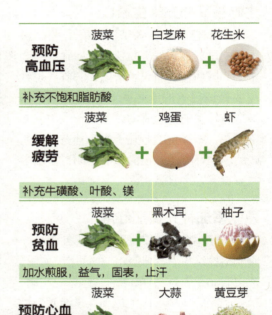

| 预防高血压 | 菠菜 | + | 白芝麻 | + | 花生米 |

补充不饱和脂肪酸

| 缓解疲劳 | 菠菜 | + | 鸡蛋 | + | 虾 |

补充牛磺酸、叶酸、镁

| 预防贫血 | 菠菜 | + | 黑木耳 | + | 柚子 |

加水煎服，益气，固表，止汗

| 预防心血管疾病 | 菠菜 | + | 大蒜 | + | 黄豆芽 |

补充维生素C、蒜素、B族维生素

蒜蓉菠菜：护好血管

菠菜250克择洗干净；大蒜20克去皮，洗净，剁成末。把菠菜放入沸水中焯烫1分钟，捞出，沥干。锅置火上，放油烧热，放入菠菜，加盐炒1分钟，关火，盛盘，倒入蒜末拌匀即成。本菜可补充大量抗氧化剂，预防心血管疾病。

摄入叶酸有什么好建议？

叶酸极易在煮沸、加热的烹调过程中遭到破坏。不加热时，叶酸的吸收率为50%，而加热以后，叶酸可损失80%~90%。所以，可以生吃的蔬菜尽量凉拌生吃。

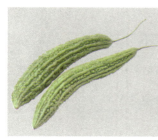

苦瓜 降心火，除烦躁

从中医的角度来看，"苦入心"，上火引起的疾病均源于"心火"，如心火炽盛常表现为心烦、失眠、口渴、便秘、尿黄等；若心火上升，则会出现面红、齿龈肿痛等症状。中医认为，经常食用苦瓜可起到降泄心火的作用，对心脏是有益的。

苦瓜怎么吃有营养

苦瓜所含的维生素 C 及维生素 B$_1$，对改善心肌功能有效果。苦瓜凉拌着吃，其维生素成分不易被破坏，更有益于健康。也可喝苦瓜汁，即用擦丝器将苦瓜擦碎，用滤茶网或纱布在杯中挤出苦瓜汁，加入半杯水，如果怕苦，可以加入柠檬汁调节口味。

什么人不宜多吃苦瓜

如果不是心火亢盛，而是属于脾胃虚弱的患者（一个简单的办法即可判断，如平时有消化功能不好、舌质颜色淡白或脉搏比较微弱等症状），就不宜多吃苦瓜。过多食用，可能会因为其苦寒的特性伤及心脏和脾胃功能。

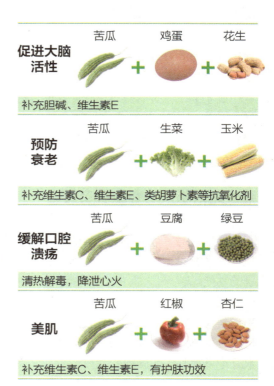

促进大脑活性　苦瓜 + 鸡蛋 + 花生
补充胆碱、维生素E

预防衰老　苦瓜 + 生菜 + 玉米
补充维生素C、维生素E、类胡萝卜素等抗氧化剂

缓解口腔溃疡　苦瓜 + 豆腐 + 绿豆
清热解毒，降泄心火

美肌　苦瓜 + 红椒 + 杏仁
补充维生素C、维生素E，有护肤功效

双耳炝苦瓜：夏天养心菜

水发木耳、水发银耳各 50 克，苦瓜条 100 克。银耳和木耳撕小朵，入沸水中焯透，捞出；取盘，放入木耳、银耳和苦瓜条，加盐拌匀。油锅烧热，放入葱花炒香，关火，淋在盘上拌匀即可。本菜可清热、解毒、抗癌、降糖。

苦瓜天天吃好吗？

苦养心，过苦伤心。所以，苦瓜不可吃太多，没必要天天吃，吃时最好搭配辛味的食物（如辣椒、葱、蒜、姜等），这样有助于补益肺气。

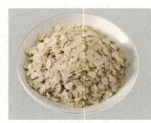

燕麦 对付冠心病身手不凡

燕麦中富含水溶性膳食纤维，能降低血中胆固醇含量，还有助于调节血压。国外一项研究结果表明，每天食用全麦食物可以帮助预防心力衰竭。燕麦对冠心病患者更是有益。

燕麦产品，哪种更健康

燕麦分国外种植较多的皮燕麦和国内传统种植的裸燕麦（俗称"莜麦"）两大类。将整粒燕麦直接用刀一切两半，或者切成 4 半，就是燕麦碎。研究发现，这样的燕麦碎没有磨掉外皮，富含 β－葡聚糖，对预防心血管疾病、控制血糖和血脂的效果很好，非常适合三高人士。

燕麦这么吃预防心血管疾病

在食用燕麦时，最好同时吃一些葡萄干、苹果、蜂蜜等食品，这样既能够增添风味，又能添加一些营养素，更增强了心脏的功能。

另外，很多人吃不惯纯燕麦片的口感，建议将它与大米混在一起煮粥，亦可以配合牛奶、鸡蛋或豆制品一起食用，能很好地发挥其降胆固醇的功效。

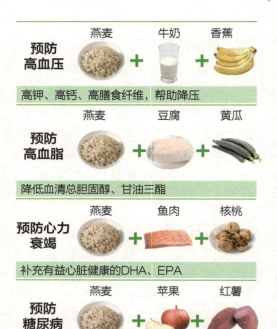

预防高血压	燕麦 + 牛奶 + 香蕉
	高钾、高钙、高膳食纤维，帮助降压
预防高血脂	燕麦 + 豆腐 + 黄瓜
	降低血清总胆固醇、甘油三酯
预防心力衰竭	燕麦 + 鱼肉 + 核桃
	补充有益心脏健康的DHA、EPA
预防糖尿病	燕麦 + 苹果 + 红薯
	补充膳食纤维，增加饱腹感

燕麦米饭：护心控糖

燕麦米较粗糙，煮饭时跟大米是好搭档。有实验证明，做米饭时加上 20% 的燕麦米，饭后 5 分钟的血糖上升值只有吃纯大米饭时的一半，而且加燕麦米后，米饭更有嚼头、更甜。燕麦米最好先泡一会儿再煮，口感更好。也可以在大米饭里加部分燕麦片一起煮，同样有延缓餐后血糖升高的作用。

燕麦片是煮好还是冲好？

从健康角度来说，自己煮的更好一些。因为煮的燕麦片可以提供最强的饱腹感，血糖上升速度较慢。一些速食纯燕麦片只要加热一两分钟即可。

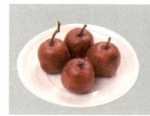

山楂 抗心律失常，防心力衰竭

研究发现，山楂能扩张冠状动脉，增加冠脉流量，降低心肌耗氧量，增加心肌收缩力和心脏输出血量，降低心率。这些作用缓慢而持久，对患有心肌梗死、心力衰竭等病的人很有利。

怎么吃山楂更好

新鲜山楂可当成零食吃，干山楂可泡水或煮成汤喝。如果老人能在饭前半小时左右喝一杯山楂汁，消食健胃、活血化瘀的效果会更好。

注意，山楂不宜与海鲜同食。海鲜多指海味，常见的有海鱼、海虾、海蟹、蚬、蛤蜊、牡蛎等。因为海鲜富含蛋白质和钙、铁等营养物质，如果与含有较多鞣酸的水果如山楂、柿子等同吃，会结合形成不易消化吸收的物质，影响蛋白质和钙、铁的吸收。

不宜吃山楂的人

山楂可促进胃酸的分泌，因此不宜空腹吃，胃病患者尤其要注意，特别是胃溃疡、十二指肠溃疡患者均不宜食用，胃动力差者也不宜多吃。

炒山楂比生山楂更养心？

山楂中的黄酮类化合物对心血管有显著的保护作用，其含量在炮制过程中随受热时间的延长、温度的升高而呈下降趋势。生山楂中黄酮类化合物能得到很好的保留，有扩张血管、降血压、降血脂等作用，很适合高血压、肥胖、脂肪肝患者食用；炒山楂对黄酮类化合物无明显影响（保留约80%），有机酸稍有减量，可缓和对胃的刺激。

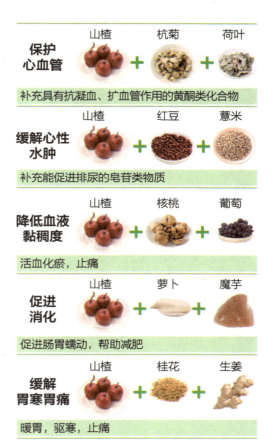

保护心血管 山楂 + 杭菊 + 荷叶
补充具有抗凝血、扩血管作用的黄酮类化合物

缓解心性水肿 山楂 + 红豆 + 薏米
补充能促进排尿的皂苷类物质

降低血液黏稠度 山楂 + 核桃 + 葡萄
活血化瘀，止痛

促进消化 山楂 + 萝卜 + 魔芋
促进肠胃蠕动，帮助减肥

缓解胃寒胃痛 山楂 + 桂花 + 生姜
暖胃，驱寒，止痛

山楂荷叶粥：降压减脂

山楂 15 克，荷叶 10 克，大米 100 克，白糖 5 克。大米、荷叶、山楂同放锅内，加水适量，用大火烧沸，再改小火煮 30 分钟，除去荷叶，加入白糖搅匀即成。该粥可清热解暑、降血压、减肥去脂。

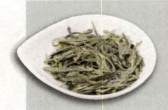

绿茶 有效抑制血管老化

绿茶富含茶多酚。研究发现，茶多酚可以降低血液中胆固醇和甘油三酯的含量，并可增强血管的柔韧性和弹性，从而净化血液，抑制血管老化。

冲泡绿茶水温不宜太高

每天饮 1 杯绿茶对心脏大有裨益。由于绿茶中的茶多酚及维生素 C 不耐高温，不可用刚烧开的沸水冲泡，温水冲泡更能发挥其保健功能。一般来说，冲泡绿茶的水温以 80～85℃为宜。实际操作的话，在水烧沸后，冷却 3 分钟后冲泡比较适宜。

绿茶不宜空腹喝

空腹喝茶可稀释胃液、减弱消化功能，致使茶叶中不良成分大量入血，引发头晕、心慌、四肢无力等症状。

饭后不宜喝绿茶

绿茶中虽含茶多酚、维生素 C 等抗氧化剂，但也含有大量鞣酸，鞣酸能与食物中的铁发生反应，生成难以溶解的新物质，时间一长引起人体缺铁，甚至诱发贫血。正确的方法是，餐后一小时再喝茶。

喝越贵的茶越好吗？

茶的价格由品质和级别决定，老百姓其实没必要买高档茶，购买的时候重品质、轻级别。有些级别高的茶采摘嫩芽时间太早、太嫩，而茶的一部分营养恰恰是在茎里，因此有些便宜的茶养生效果更佳。

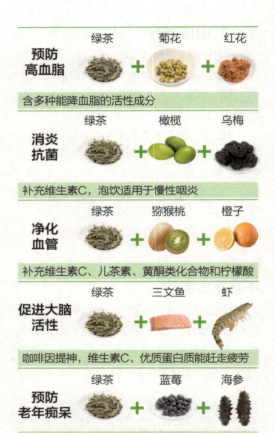

	绿茶	菊花	红花
预防高血脂	+	+	

含多种能降血脂的活性成分

	绿茶	橄榄	乌梅
消炎抗菌	+	+	

补充维生素C，泡饮适用于慢性咽炎

	绿茶	猕猴桃	橙子
净化血管	+	+	

补充维生素C、儿茶素、黄酮类化合物和柠檬酸

	绿茶	三文鱼	虾
促进大脑活性	+	+	

咖啡因提神，维生素C、优质蛋白质能赶走疲劳

	绿茶	蓝莓	海参
预防老年痴呆	+	+	

补充儿茶素、花青素等多种抗氧化剂

绿茶粥：缓解消化不良

绿茶 10 克，大米 50 克，白糖少许。取绿茶，先煮取浓汁约 1000 毫升；去茶叶，在茶叶浓汁中加入大米、白糖，再加入水 400 毫升左右，同煮为稀粥。该粥能够和胃消积，缓解胃脘胀闷和消化不良等。

常吃能让血管清净畅通的食物

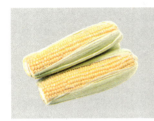

玉米 减少胆固醇沉积

玉米富含脂肪，其脂肪中的不饱和脂肪酸，特别是亚油酸的含量高达 60% 以上，有助于人体脂肪及胆固醇的正常代谢，可以减少胆固醇在血管中的沉积，从而软化动脉血管。

玉米怎么吃更有营养

吃玉米最好选择蒸煮食用，这样可最大限度地激发其抗氧化活性，有利于心血管疾病患者的健康。另外，吃玉米时，应把玉米粒的胚芽全部吃掉，因为维生素 E（可防止血液凝固）等许多营养成分集中在那里。

玉米配豆腐营养更全面

玉米属于粗粮，不宜作为长期食用的唯一主食，而应该与其他细粮搭配食用，营养才能被更好地吸收。例如，玉米中富含硫氨酸，但缺乏豆腐中的赖氨酸和丝氨酸，两者一起吃，营养吸收率可大大提高。用玉米当主食，再加上一道豆腐菜，就是很不错的正餐选择，可有效预防心血管疾病。

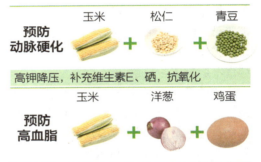

预防动脉硬化　玉米 + 松仁 + 青豆
高钾降压，补充维生素E、硒，抗氧化

预防高血脂　玉米 + 洋葱 + 鸡蛋
减少小肠对胆固醇的吸收

预防黄斑病变　玉米 + 胡萝卜 + 青椒
补充胡萝卜素、黄体素、玉米黄质等护眼营养素

预防脑功能衰退　玉米 + 空心菜 + 虾仁

补充促进大脑活性的多种营养素

煮玉米时应带着皮吗？

煮玉米时最好剥掉玉米最外侧的厚皮，留下最内层的两层薄皮，同时将玉米须子清理干净，这样可以保留一种独特的玉米清香，且更易煮熟。一般玉米煮 8 分钟左右即可。

玉米须茶饮：调养慢性病

玉米须 30 克，山药 30 克，枸杞子 20 克，开水冲泡，代茶饮，每日一剂。本茶饮能调养多种慢性病，如糖尿病、高血压、肝炎、胆囊炎、肾炎等。

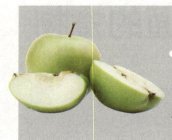

苹果 防止动脉粥样硬化

苹果中富含多糖果酸及黄酮类化合物、钾及维生素E和维生素C等营养成分，可使积蓄体内的脂肪分解，对推迟和预防动脉粥样硬化发作有明显作用。另外，苹果中的膳食纤维可在肠道中与胆酸结合，从而促进血液中的胆固醇向胆酸转化，起到降低胆固醇的效果。

苹果生吃熟吃各有所长

苹果一般都是生吃的，因为生吃苹果能够很好地保护其水溶性维生素及膳食纤维。苹果中富含的果胶是一种膳食纤维，能降低胆固醇。另外，苹果皮富含果胶、维生素C等，最好清洗干净（可用盐来搓洗）后带皮一起吃。

熟吃苹果也有益处，可防治嘴唇生热疮、齿龈发炎、便秘等症状，还有降血糖、抑制自由基、抗氧化等功效。熟吃的方法是：将苹果连皮切成6~8瓣，放入冷水锅内煮，待水开后，将苹果取出，连皮吃下。

一个苹果至少要吃10分钟

吃苹果一定要细嚼慢咽，一个苹果至少要吃10分钟，这样不仅利于消化，更重要的是对口腔卫生和减少疾病大有好处。研究表明，吃一个苹果后，口腔内的细菌将减少90%。

喝苹果汁也能防心脏病吗？

可以。因为苹果汁中的抗氧化剂有利于心脏的健康运转，所以咀嚼功能衰退的老人，完全可以喝苹果汁代替吃苹果。喝苹果汁时，最好连苹果渣一起喝。因为混浊苹果汁中的多酚量比清苹果汁中的更高，而多酚是抵抗肿瘤和抑制血压上升的高手。

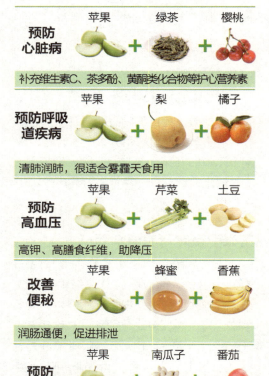

预防心脏病 苹果 + 绿茶 + 樱桃
补充维生素C、茶多酚、黄酮类化合物等护心营养素

预防呼吸道疾病 苹果 + 梨 + 橘子
清肺润肺，很适合雾霾天食用

预防高血压 苹果 + 芹菜 + 土豆
高钾、高膳食纤维，助降压

改善便秘 苹果 + 蜂蜜 + 香蕉
润肠通便，促进排泄

预防前列腺炎 苹果 + 南瓜子 + 番茄
补充锌、番茄红素，能预防和改善慢性前列腺炎

西芹苹果汁：降压降脂

西芹50克，苹果150克，蜂蜜适量。西芹洗净，去叶，切小段；苹果去核，切丁。将上述食材放入果汁机中，加入适量饮用水搅打，打好后调入蜂蜜即可。此果汁能降压降脂，还能通便。

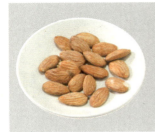

杏仁 预防血小板凝结

最新研究成果显示，胆固醇水平正常或稍高的人，可以用杏仁取代饮食中营养密度（单位热量食物中的营养素含量）低的食品，达到降低血液胆固醇并保持心脏健康的目的。

保护心脏，降血压

杏仁能预防血小板凝结。研究发现，即使每周只吃一次坚果，也能减少 1/4 患心脏病的风险，其中特别推荐杏仁。杏仁中不饱和脂肪酸含量极为丰富，能调节血脂，降低胆固醇，预防和治疗冠心病等缺血性心脏病。

吃杏仁别光"白嘴吃"

甜杏仁除了可当作零食直接吃，还可以用搅拌机打成碎粒，早餐时在粥里撒上一小把，或调入酸奶、果汁中。也可将杏仁磨成粉，拌入菜中，不但能增加口感，还有助于营养的充分吸收。

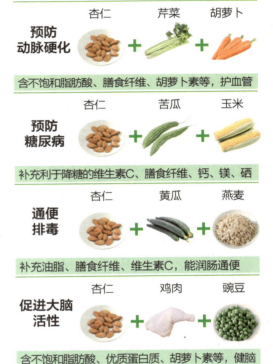

	杏仁	芹菜	胡萝卜
预防动脉硬化	+	+	
含不饱和脂肪酸、膳食纤维、胡萝卜素等，护血管			
	杏仁	苦瓜	玉米
预防糖尿病	+	+	
补充利于降糖的维生素C、膳食纤维、钙、镁、硒			
	杏仁	黄瓜	燕麦
通便排毒	+	+	
补充油脂、膳食纤维、维生素C，能润肠通便			
	杏仁	鸡肉	豌豆
促进大脑活性	+	+	
含不饱和脂肪酸、优质蛋白质、胡萝卜素等，健脑			

苦杏仁与甜杏仁有什么区别？

杏仁有苦杏仁与甜杏仁之分，苦杏仁多药用（止咳，治疗咳嗽多痰），有小毒；甜杏仁多作零食（富含油脂，润肠通便）。从外观上看，甜杏仁较大，表面呈淡黄棕色，左右对称，味微甜；苦杏仁较小，表面呈红棕色，左右不对称，味微苦。

杏仁雪梨汤：保护心肺

取杏仁 10 克，雪梨 1 个，放入锅内，隔水炖 1 小时，然后用适量冰糖调味，食雪梨饮汤。本汤具有清热、镇静神经、清热润肺、化痰平喘等功效，对于高血压、心脏病、口渴便秘、干咳或口干咽燥、头晕目眩、失眠多梦等有良好的辅助疗效。本汤还可用来抗霾，也适用于秋燥时节饮用。

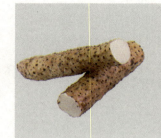

山药 保护心血管的"小人参"

山药既可作主食，又可作蔬菜，营养丰富，自古以来就被视为物美价廉的补虚佳品，有"小人参"之美誉。山药的最大特点是含有大量的黏蛋白。黏蛋白是一种多糖蛋白质的混合物，对人体具有特殊的保健作用，能防止脂肪沉积在心血管上，可保持血管弹性，阻止动脉粥样硬化过早发生。

吃山药护心有诀窍

山药最好蒸着吃。可取鲜山药100克，洗净后蒸30分钟，去皮食用。还可将山药60克研粉备用；将黄芪30克煮汁300毫升，去渣，加入山药粉搅拌成粥食用，有强心、改善心肌血液供应的作用。不过，山药属于高淀粉食物，含碳水化合物较多，不宜作为蔬菜大量食用。如需食用，应减少主食量，或者将山药和米饭按4：1的比例替换。

山药不能乱用

1 山药能助湿，体内湿气盛的人不宜单独用山药，可以搭配去湿的药。

2 山药有收敛作用，因此大便干结的人不要食用，尤其是老年人。

3 对山药过敏的人忌食。

预防动脉硬化
山药 ＋ 黑木耳 ＋ 胡萝卜
补充多糖成分、胡萝卜素等，能保持血管弹性

预防糖尿病
山药 ＋ 纳豆 ＋ 枸杞子
含多种可降糖的活性成分

消除疲劳
山药 ＋ 排骨 ＋ 玉米
补充钙、镁、钾及B族维生素

补脑防衰
山药 ＋ 柚子 ＋ 三文鱼
补充维生素C、EPA、DHA

黄芪山药饭：降压控糖

取怀山药（指产于河南怀庆府的山药）50克、黄芪10克、大米100克左右。将怀山药、黄芪和大米洗干净以后，装进一个小碗里，再加入适量的清水，上锅用中火蒸20分钟左右即可。现代医学认为，黄芪有提高人体免疫力、强心、扩张血管、降压、双向调节血糖、改善血液循环等多种作用。

新鲜山药一定要煮熟煮透吗？

新鲜山药一定要煮熟煮透，因为山药中含有一种碱性物质，在高温下才能被破坏，如果没熟透，食用后可能会引起不适。

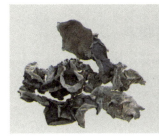

黑木耳 "天然抗凝剂"

黑木耳中含有较多的胶质样活性物质，这种物质能明显缩短凝血时间，起到疏通血管、防止血栓形成的作用。由于黑木耳具有独特的止血和活血双向调节作用，所以它又有"天然抗凝剂"之美称，对防治冠心病和心血管疾病十分有益。

黑木耳降血脂怎么吃好

多用黑木耳与蔬菜、荤菜搭配，炒、煮、煨、炖均可，如用草鸡黑木耳煨汤，既含有动物蛋白又含有植物蛋白，而且黑木耳的凉性可以抑制鸡汤的热性，吃后不易上火。还有一种吃法就是生拌，用芥末油、盐、醋拌好后放冰箱冷藏，随吃随取，连续吃黑木耳 1 个月，降脂效果明显。

食用黑木耳的注意事项

在食用黑木耳的时候一定要注意，干的黑木耳烹调之前要用温水泡发，泡发后仍然紧缩在一起的部分不宜食用。鲜的黑木耳含有毒素，亦不可食用。

黑木耳有活血抗凝的作用，有出血性疾病的人不宜食用。

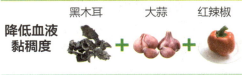

	黑木耳	大蒜	红辣椒
降低血液黏稠度		+	+

补充膳食纤维、蒜素、辣椒素等，能降低胆固醇

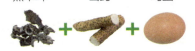

	黑木耳	山药	鸡蛋
预防衰老		+	+

补充磷脂类化合物，可延缓记忆力减退

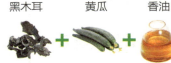

	黑木耳	黄瓜	香油
消除便秘		+	+

补充油脂、膳食纤维，能润肠通便

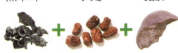

	黑木耳	大枣	猪肝
缓解贫血		+	+

补充铁和有促进铁吸收作用的维生素C

泡发黑木耳用温水还是冷水？

泡发黑木耳最好用温水，温水会缩短泡发时间，减少黑木耳被细菌污染的机会。一般只需 2 ~ 3 个小时就可将黑木耳泡发好。

爽口木耳：降脂控糖

水发黑木耳 100 克去蒂，洗净，撕小朵；黄瓜 100 克洗净，切块；红辣椒 2 个洗净，切丝。锅内加水煮沸，放入洗好的黑木耳汆烫一下，捞出，冲凉，沥水。将黑木耳小朵、黄瓜块、红辣椒丝放入容器中，加入盐、香油、蒜汁、葱丝、白糖、醋拌匀即可。这道菜可降低血脂，有助于控糖。

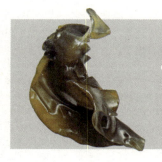

海带 降脂，不让血管阻塞

海带中含有丰富的岩藻多糖、昆布素，它们均有类似肝素的活性，既能防止血栓形成又能降胆固醇、脂蛋白，抑制动脉粥样硬化。另外，海带富含钙，钙可直接影响心肌、血管的伸缩性和兴奋性，对防治高血压很有好处。

干海带，挑带白霜的

干海带表面的白色粉末结晶物质不是盐，而是甘露醇。甘露醇具有一定的保健作用，是良好的利尿剂，同时还有抗癌抗菌的功效。不仅如此，甘露醇还有降低颅内压和眼内压、减肥的作用。 因此在选择时，干海带更安全一些。除了尽量挑干一点的、表面有白色结晶物质的、颜色呈黑灰色的，还应选择叶块比较整齐、厚度比较均匀的。

海带不宜长久浸泡

海带食用之前不要长时间浸泡，越是脆、软、滑、黏的海带，含有的可溶性膳食纤维越多，越能防止血栓形成、预防动脉硬化、保护血管。一般来说浸泡 6 小时左右就行了，因为浸泡时间过长，海带中的水溶性维生素、碘、甘露醇等营养物质会溶解于水中，海带的营养价值就会降低。如果海带经水浸泡后像煮烂了一样没有韧性，那就说明海带已经变质了，不能再食用了。

海带越绿越好吗？

正常的海带是深褐色的，经腌制或晒干后，呈现自然墨绿色或深绿色，并不是颜色越绿越好。

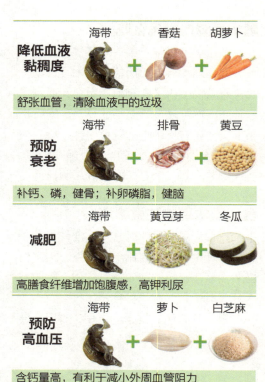

	海带	香菇	胡萝卜
降低血液黏稠度	+	+	

舒张血管，清除血液中的垃圾

	海带	排骨	黄豆
预防衰老	+	+	

补钙、磷，健骨；补卵磷脂，健脑

	海带	黄豆芽	冬瓜
减肥	+	+	

高膳食纤维增加饱腹感，高钾利尿

	海带	萝卜	白芝麻
预防高血压	+	+	

含钙量高，有利于减小外周血管阻力

海带炖豆腐：防止动脉硬化

豆腐 150 克切成块，先焯一下水，去掉豆腥味；海带 100 克洗净，切成片。油锅烧热，爆香葱、姜、蒜，下海带翻炒，加少量生抽，然后加水，把豆腐下锅。水开后加盐、鸡精、胡椒粉，盖上锅盖大火炖 20 分钟左右即可。这道菜能抑制脂肪的吸收，可降低胆固醇、防止动脉硬化。

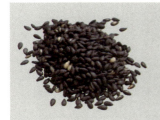

黑芝麻 维持血管弹性

黑芝麻含有丰富的维生素E，对维持血管壁的弹性作用巨大。另外，黑芝麻中含有丰富的α-亚麻酸，也能起到降低血压、防止血栓形成的作用。

黑芝麻破壳吃更营养

由于黑芝麻的营养成分藏在种子里，因此必须破壳吃才有效。建议先炒一下，使其爆开，或是将黑芝麻打磨成粉食用。黑芝麻也可以直接撒在凉菜和蒸菜里吃。

食用黑芝麻有禁忌

黑芝麻含油脂较多，有润肠通便的作用，腹泻者、慢性肠炎患者慎食。

黑芝麻搭配海带效果好

黑芝麻适合与海带同食：黑芝麻能改善血液循环，降低胆固醇，海带能净化血液，促进甲状腺素的合成。二者同食，护血管、抗衰老的效果更好。

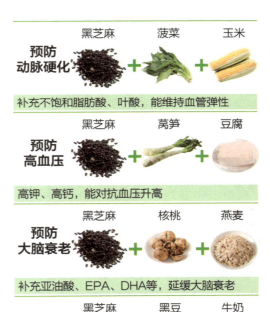

预防动脉硬化	黑芝麻 + 菠菜 + 玉米
	补充不饱和脂肪酸、叶酸，能维持血管弹性
预防高血压	黑芝麻 + 莴笋 + 豆腐
	高钾、高钙，能对抗血压升高
预防大脑衰老	黑芝麻 + 核桃 + 燕麦
	补充亚油酸、EPA、DHA等，延缓大脑衰老
乌发美容	黑芝麻 + 黑豆 + 牛奶
	补充维生素E、维生素C、铁、优质蛋白

每天 2 勺黑芝麻酱能补钙吗？

黑芝麻酱既能补肾益精，又比同量的牛奶含有更多的钙，每天吃 2 勺就够了。黑芝麻在炒熟的过程中，其钙质等营养成分释放更多，也更易被人体吸收，100 克黑芝麻中含钙量高达 1300 毫克，很适合补钙。黑芝麻酱的吃法就更多了，可以蘸面包、馒头，还可以做调料、拌料。

黑芝麻拌薯丝：消除血中胆固醇

红薯、胡萝卜各 100 克，熟黑芝麻 1 勺。红薯、胡萝卜分别去皮，洗净，切丝；将红薯丝和胡萝卜丝分别放入沸水中焯烫至熟，捞出沥干，混合放入容器内，加调料拌匀，撒上黑芝麻即可。这道菜能补充铁和维生素 E，活化脑细胞，减少胆固醇在血管中的沉积，从而软化动脉血管。

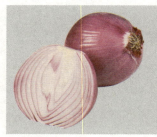

洋葱 降低血液黏稠度

洋葱中含有一种能使血管扩张的前列腺素A，它能舒张血管、降低血液黏稠度、减小血管的压力，洋葱中还含有二烯丙基二硫化物和含硫氨基酸，可增强纤维蛋白溶解的活性，具有降血脂、抗动脉硬化的功能。

吃洋葱不用担心血糖过低

洋葱不会像降糖药那样强制降低血糖，只有在人体内有了多余糖分时才会发生作用，所以不用担心会引起低血糖。

多吃洋葱有益心脏健康

洋葱富含具有抗炎作用和提高免疫力的硫化物，还有助于降低结肠癌、喉癌和卵巢癌的发病风险。要知道，慢性炎症是造成动脉变厚、引发心脏病和脑卒中的一个重要原因，而吃100～200克洋葱可形成能抗炎的低剂量化合物。

美国哈佛医学院的一份研究指出，每天生吃半个洋葱或喝等量的洋葱汁，可为心脏病患者提高约30%的高密度脂蛋白胆固醇（HDL）含量，HDL有助于预防动脉粥状硬化。如此说来，洋葱对心脏病患者确有好处，且直接生吃和凉拌吃都能最佳地发挥其降血脂的功效。

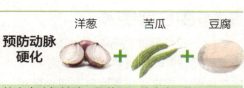

	洋葱	苦瓜	豆腐
预防动脉硬化	+	+	
补充含硫氨基酸、异黄酮、维生素C等，可保护血管			

	洋葱	牛肉	油菜
促进血液循环	+	+	
补充优质蛋白、铁、B族维生素、维生素C等			

	洋葱	大蒜	西蓝花
预防癌症	+	+	
补充蒜素、萝卜硫素等，有一定的抗癌功效			

	洋葱	鸡蛋	猪里脊
消除疲劳	+	+	
提供铁、二烯丙基二硫化物等，改善大脑供氧			

红酒泡洋葱：保护心脏

将1～2个去皮切碎的洋葱放入装有500毫升葡萄酒的大口玻璃瓶中，密封浸泡。7天后，将洋葱过滤掉，饮用葡萄酒。一般每天饮用50毫升，老年人酌情喝20～30毫升。如果能接受，把泡过的洋葱一起吃下最好。红酒泡洋葱具有降脂降糖、保护心脏的作用。

生吃洋葱有什么诀窍？

一是买黄皮洋葱，这种洋葱是甜口的，而紫皮洋葱是辣口的；二是蘸好吃的酱，如生菜酱（大型超市有售）。

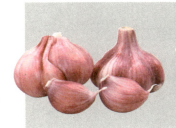

大蒜 消除血管中的脂肪

人类的很多疾病是由血液中脂肪过多引起的。大蒜含挥发性辣素，可消除积存在血管中的脂肪，不仅有明显的降脂作用，还具有预防动脉脂肪斑块聚积的作用，是防治高脂血症和动脉硬化的"良药"。另外，大蒜中的蒜素具有抗菌及抗病毒的能力。

大蒜要提前15分钟切

大蒜要提前切，因为释放蒜素需要 15 分钟左右的时间，这样才能起到很好的降压、抗癌作用。

蒜吃多少算合适

吃蒜要根据体质和搭配的食物而定，并没有固定的量。夏季湿气重，多吃蒜可以除湿邪，无论拌凉菜、炒菜还是就饺子、面条，都可以来几瓣蒜，但整瓣生咬，很容易吃多，不妨把蒜捣碎，跟醋配在一起，这样既不会食用过量，还能起到提味防病的作用。需要提醒的是，吃完大蒜千万不要喝茶，否则很容易引起胃疼。

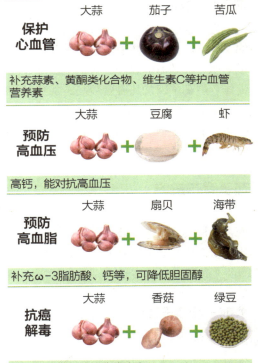

保护心血管　大蒜 ＋ 茄子 ＋ 苦瓜
补充蒜素、黄酮类化合物、维生素C等护血管营养素

预防高血压　大蒜 ＋ 豆腐 ＋ 虾
高钙，能对抗高血压

预防高血脂　大蒜 ＋ 扇贝 ＋ 海带
补充ω-3脂肪酸、钙等，可降低胆固醇

抗癌解毒　大蒜 ＋ 香菇 ＋ 绿豆
抗癌，抗氧化，抗疱疹病毒

哪些人不宜吃大蒜？

眼病患者：现代医学研究发现，青光眼、白内障、结膜炎、睑腺炎、干眼症等眼病患者若长期大量地食用大蒜，会出现视力下降、耳鸣、头昏脑涨、记忆力减退等症状。因此，眼病患者应少吃大蒜。另外，肝炎患者、非细菌性腹泻患者也不宜吃大蒜。

大蒜粥：调养冠心病

紫皮蒜 30 克，置沸水中煮 1 分钟后捞出蒜瓣，再放入粳米 100 克煮粥，待粥煮好后，将蒜再放入粥中略煮，可早晚食用。大蒜粥可用于调养心血管疾病，适合冠心病兼高脂血症患者食用。

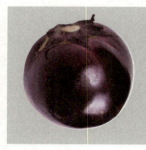

茄子　毛细血管的"修理工"

茄子富含的维生素P是一种黄酮类化合物，有软化血管的作用，还可增强血管的弹性，降低毛细血管的通透性，防止毛细血管破裂，对防止小血管出血有一定作用。此外，茄子所含的皂苷能降低胆固醇，它跟维生素P协同，使茄子成为心血管病患者的佳蔬。

茄子宜清蒸

慢性病患者吃茄子，宜采用蒸或者煮的烹饪方法，最好是蒸茄子，在蒸熟的茄子上倒一些蒜泥或蒜汁，味道、保健效果更佳。烧茄子因加热温度较高、加热时间长、油腻、维生素C损失大，不宜多吃，即使想要吃烧茄子，也最好将茄子先蒸几分钟。

茄子宜带皮吃

茄子维生素P含量最多的部位是紫色表皮与肉质的连接处，很多人吃茄子时会削皮，结果把大部分维生素P削掉了。因此，茄子最好连皮吃。

术前一星期最好别吃茄子

茄子性寒滑，脾胃虚寒、容易腹泻的人不宜多吃。还有研究表明，术前一星期最好不食用茄子，因为其中的一种物质会拖延患者术后苏醒时间，影响康复速度。

实在想吃烧茄子，怎么办？

茄子在炒制过程中很容易吸油，造成人体摄入油脂过多。建议烧茄子时先不放油，用小火将茄子炒至水分变干、茄肉变软之后，再用油烧制。

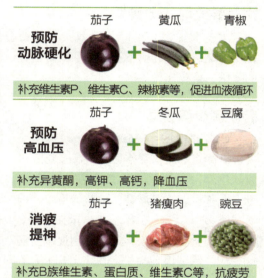

预防动脉硬化	茄子	黄瓜	青椒
补充维生素P、维生素C、辣椒素等，促进血液循环			
预防高血压	茄子	冬瓜	豆腐
补充异黄酮，高钾、高钙，降血压			
消疲提神	茄子	猪瘦肉	豌豆
补充B族维生素、蛋白质、维生素C等，抗疲劳			
预防衰老	茄子	鸡蛋	鲫鱼
补充优质蛋白、卵磷脂、维生素P等，抗衰老			

蒜泥茄子：保护心血管

茄子400克，大蒜15克。茄子去柄，切条，放入蒸锅中蒸熟，取出，凉凉。大蒜去皮，拍碎，加少许盐，捣成蒜泥，放入碗内，加入盐、香油、酱油和鸡精拌匀，制成调味汁。将调味汁浇在凉凉的茄子上，撒上香菜段拌匀即可。此菜降血压、降血脂，可以保护心血管。

第 2 章

双心第二心

想健康要有好心态

"心事"别太重，心率才能慢下来

若想寿命长，心率慢而常

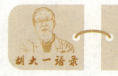

人活着，一要健康，二要愉快。

健康长寿是人类的梦想，但你是否知道，心率正常与否与寿命长短直接相关？研究发现，人一生中心脏大约要跳动 25 亿～30 亿次，减慢心率并控制心率正常，不仅有助于降低心血管疾病的发病风险，还有助于延长寿命。

寿命长短与心率快慢有关

1 动物寿命长短与心率快慢有关，老鼠每分钟心脏跳动 300～500 下，寿命只有 1～2 年，而乌龟每分钟心脏跳动只有 6～10 次，正常可活上百年。

2 人类想长寿，控制心率与控制血压一样重要，并且要调整好心态，避免生气发怒引起心动过速。

你的静息心率是多少

怎样获得自己的静息心率呢？需要在清醒、安静、没有入睡的情况下测量。如果静息心率大于 80 次 / 分（80bpm），说明需要注意了。如果做完家务活或者散步、慢跑以后，心率增加大于 20 次 / 分（20bpm），就更应注意自己的心率问题，及时到医院就医。

你的心率正常吗？	
静息心率	> 80 bpm 考虑治疗
	> 85 bpm 干预治疗
中等量运动后心率	增加 > 20 bpm 需治疗

心率加快，后果很严重

观察心率是否加快、随时注意心率变化的目的是什么呢？近年来，大量资料证实：慢性心率加快是心血管疾病发生的独立危险因素，在引发心血管疾病的多种危险因素中，仅次于吸烟而位于第二位。国外的前沿研究显示：心率加快患者的血压普遍比心率正常的人高；慢性心率加快也能引起血糖升高、胰岛素抵抗，最终形成糖尿病；慢性心率加快亦可以使体重、红细胞数量、甘油三酯、胆固醇等几个关键指标升高，从而增加血液黏稠度。

释放"压力点"，让身体平稳

压力一直被认为是现代人精神不济、慢性病缠身的祸首之一。据研究，人体有 4 个常见"压力点"，最容易被压力侵害。

1 大脑

受压表现：易疲劳，易痴呆

解压要点： 消除肌肉的紧张与身体的疲劳可以适当放松心情，从而阻断大脑释放可刺激压力产生的神经化学物质。另外，微笑会刺激大脑回路，多结交爱笑的朋友、多看搞笑视频、编织衣物等都有放松效果。

2 颈部、头部、背部

受压表现：酸痛痉挛等

解压要点： 感到头、颈、背部肌肉紧绷时，尝试做 5 ~ 10 次深呼吸，然后缓慢转动头、颈部，活动腰部，并轻轻按摩肌肉发紧的部位。

4 乳腺

受压表现：当心癌变

解压要点： 及时释放和发泄压力，保持心情愉快，是对乳房最及时的保护。摆臂散步、慢跑、游泳、跳舞等有氧运动有助于预防乳腺癌，对乳腺癌患者的康复也有帮助。

3 交感神经系统

受压表现：免疫力低下

解压要点： 运动是应对这类压力的最佳方法。每周 5 次、每次 30 分钟的有氧运动，如快走、骑车、游泳等，能有效地增强免疫力。另外，每工作 1 小时不妨休息 5 分钟，拉伸拉伸身体、喝喝茶、听听音乐等。

心太累了，也该歇歇了

想要挣脱紧张的束缚？这里有很多放松的方法可供选择。你不需要使用所有这些方法，利用起码一个星期的时间进行实践，选出最适合的一种或几种，之后每天实践1～2次。千万记住，在你感到紧张的时候使用这些方法进行自我调节。

让笑成为习惯

笑被誉为"生活的良方""灵魂的安慰剂""心灵的慢跑"。笑是舒缓紧张情绪的最好方法。

开怀大笑作用于肺、心脏，使大脑释放促进快乐的化学成分，使肌肉得到放松。即便是微笑，也足以冲走消极的想法和紧张的情绪。

购置一个活泼幽默的台历，欣赏戏剧或者小丑表演，观察宠物的滑稽动作……让笑成为习惯！

深呼吸

假如你感到紧张时的反应是呼吸急促，那么深呼吸是适合你的方法。另外，深呼吸还是熟练运用其他放松技巧的基础，并且可以在任何时间和地点进行。

舒服地坐下或平躺，把手放在胃上，缓慢地深深吸气，仿佛吸入的气体进入了腹腔，小腹也要鼓起来了，整个腹腔好像一个被吹起来的气球，保持几秒钟不要把气呼出。

呼气的时候一定要慢，并使气体从嘴中呼出，噘起的嘴可以帮助你控制呼气的速度，腹腔如同慢漏气的气球。

重复吸气和呼气的步骤。

渐进式放松

你是否曾经过于紧张，以至于无法放松？渐进式放松就是在这种时刻可使用的最好方法。它分为3个步骤，是一个先使肌肉收紧再放松的过程。人们可通过充分体会这两种状态下的不同感受，重新感知自己的身体。

第一步，紧握拳头，感觉手部肌肉的紧张。保持这一动作几秒钟。

第二步，松开拳头。注意体会紧张感的消失，你是如何感到自己的手比刚才轻的？前臂是不是也比刚才轻了？

第三步，比较收紧和放松时的不同感受。当你握拳时，手是否在抖动？而松开拳头时，你的手是否感到发热和刺痛？

将以上3个步骤运用于身体的其他部位：面部、颈部、胳膊、胸部、腹部、背部，以及腿和脚。

摆脱疑神疑鬼，心神自宁

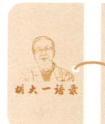

胡大一语录

> 外在的高危因素容易发现，但有些致病因子未必一眼可见。比如，焦虑、抑郁、多疑、猜忌、惊恐等负面情绪，对健康的危害不亚于吸烟、高胆固醇饮食，由此导致的高血压、冠心病等也为数不少。它们还会增加心律失常、血管痉挛的风险，甚至会诱发猝死，危及生命。

每个人都有不同程度的猜忌心理，但在有些老年人身上，这种心理表现得更为突出。他们对小辈、邻居、朋友、熟人的态度、言行往往十分敏感，部分老年人经常捕风捉影，胡乱猜疑，不但影响了家庭和睦，还损害了自身的健康。

为什么会疑神疑鬼

首先，不少老年人退休后无所事事，闲得无聊，于是整日心事重重，一遇到不如意的事，就会乱发脾气、烦躁不安。

其次，一些老年人喜欢"没病找病""对号入座"，结果使本已比较脆弱的心理更加脆弱。比如，有的老年人经常说自己这儿也不舒服那儿也不舒服，老是怀疑自己得了癌症等严重的疾病。

首先要正视自己

正视自己心理异常的可能性，弄清楚可能的病理、生理原因，以及异常的表现和趋向，自我克制，自我纠正，遇事三思。

学会自我宽慰

生老病死是自然规律、人之常情。我们不能决定自己生命的长度，但可以决定生命的宽度，我们可以活得更加充实。老年人要尽量使自己的注意力从体内转向体外，从家庭转向社会，多参加体育锻炼和从事一定的体力劳动，以加强社会交往，增强人际关系，扩大自己的活动范围，发展自己的兴趣爱好。

"话疗"少不得

家庭成员分别上班、上学之后，老年人就成了"孤家寡人"，常有失落感、孤独感，难免乱想、疑神疑鬼。此时若邀上几位知心朋友，海阔天空地"侃"上一阵子，精神状态便可大为改观，还能预防老年痴呆及脑卒中。当然，要多聊好事、乐事，聊的时间也不宜过长。

缓解紧张和压力，调整身心

聆听内心的声音

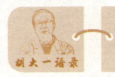
胡大一语录
要为成功想办法，不为失败找借口。老怨天尤人过得也不愉快。

无论你意识到了没有，我们的心声（头脑中的"自言自语"）都直接影响着我们与外界的交流，其中也包括我们的紧张程度。

做出你的选择

睿智地分析问题，平静地接受现实，勇敢地面对改变，确信自己能主宰自己的生活。乐观的生活态度使人们更加健康。尤其要记得，即使不能控制事态的发展，也至少要学着控制自己的反应，这将在很大程度上提高我们处理事件的能力。

思维替换

利用一个星期的时间，倾听自己内心的声音，让头脑中的想法跃然纸上，然后用正面积极的想法取代头脑中固有的负面消极的想法。

沟通方式

学习倾听自己的心声只是战役的一半，另一半是学习如何与他人沟通。当与别人产生分歧时，你是否感到急躁、忧虑、挫败，以至于血压上升？

学习判断有效的和无效的交流方式，可以帮助我们清楚表达自己的意图，减轻谈话双方的压力，用尊重自己也尊重他人的方式交流，然后自信地面对每一天。

思维替换

负面想法	正面想法
为什么倒霉的总是我	不顺心是无法避免的，但生活中总有阳光普照
如果我当初……就好了	汲取经验和教训才是重点，过去的就让它过去吧
他们为什么就不理解我呢	仁者见仁，智者见智。其实，我有时也不同意别人的观点

1 攻击性的谈话方式
例："早听我的，就不会发生这种事！"
2 隐蔽攻击性的谈话方式
例："你听说他做的蠢事了吗？"
3 消极的谈话方式
例："他们根本不会听。"
4 自信的谈话方式
例："我需要和你谈谈我们之间的事。你有时间吗？"

压力缓冲器

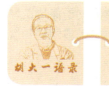

胡大一语录

别较劲、别算计，努力做好自己的事。该做的事情，我一定会努力去做好，但不能做或不该做的我也不强迫自己去做。较劲不好，做事情算计太多也很"伤"心。问心无愧就很好。

高压、紧张等负面情绪，会造成自主神经功能紊乱，一是会诱发心律失常，二是会导致血管痉挛，从而增加血栓形成的风险，甚至诱发心肌梗死。一些中青年企业家、白领会发生猝死，常常与心理因素有关。

工作中的减压法

1 注意休息，午餐时间走出办公室，计划好的休假最好不要耽搁了。

2 在需要的时候寻求帮助。

3 合理安排时间，确定什么事情应该优先处理。

4 关注自己的成绩，不要只看到任务的完成情况。

重要性评估

问题**1** 你认为生活中最重要的是什么？

问题**2** 你花费最多时间在做什么？

问题**3** 你是否花费最多时间在做自己认为最重要的事情？

右侧是一个评估表，请判断你的精力是如何分配在生活中每一个方面的，用高、中、低 3 个等级评估这些方面的重要性。

同样用高、中、低 3 个等级评估自己希望这些方面在生活中占据的地位。切记，生活掌握在自己手里。

生活中最重要的事物评估表

生活模块	精力投放 （实际的重要性）	心中的 重要性
锻炼	低	中
家庭		
朋友		
对自己至关重要的人		
独处		
娱乐		
爱好		
工作		
志愿者服务 （如义务清扫楼道）		
道德观维护		
其他		

睡得好，心情也好

　　睡眠质量在很大程度上影响着情绪，把握好睡眠时间和睡眠规律有助于保持良好的心态。每晚按时上床睡觉是恢复活力的最好方式，睡前不要喝含咖啡因或酒精的饮料，进行锻炼的时间也不宜过晚。如果可能，培养睡午觉的习惯。

1 睡前刷牙
睡前刷牙可使口腔清新，更有助于睡眠。

2 睡前梳头
睡前梳头，可疏通头部血流，缓解压力和疲劳，使人早入梦乡。

3 睡前洗脚
睡前用热水洗脚，可以给人温暖的外环境，弥补体温下降带来的不适，催人入眠。

4 睡前通风
睡前稍开一会儿窗户，可使室内空气新鲜，有助于睡得香甜。

5 喝杯热牛奶
牛奶有镇定安神的作用，睡前1小时喝杯热牛奶，有助于睡眠。

睡好"子午觉"

　　一般来说，成年人每天需睡7~8个小时。要想提高睡眠质量，最重要的是要睡"子午觉"。子时是23时至次日凌晨1时，此时阴气最盛，阳气衰弱；午时是11时至13时，此时阳气最盛，阴气衰弱。中医认为，子时和午时都是阴阳交替之时，也是人体经气"合阴"与"合阳"的时候，睡好"子午觉"，有利于人体养阴和养阳。

学会冥想，让身心慢下来

如果你认可"望梅止渴"的道理，那么你就会知道"冥想"是如何发挥作用的。就像瑜伽最后的放松一样，暗示自己感觉肢体发热和沉重，同样可以使身体得到放松。学会跟随自己的思想！

第一步

舒服地坐下或平躺，衣着要宽松，闭上双眼，然后试着清空思绪。

第二步

将思想集中在胳膊上，反复对自己说："我的胳膊很热、很沉。"直到你真的觉得它们很热、很沉。

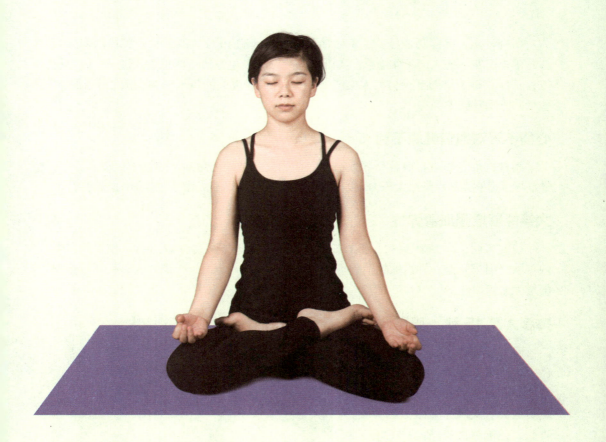

将第二个步骤应用于身体的其他部位（面部、颈部、手、胸部、腹部、背部、腿和脚），直到全身得到放松。

治病先治心，人才有好命

笑口常开防心病

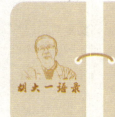

胡大一语录

去除坏心情三部曲：缓冲、稀释、淡化。心情不好也会伤害心脏，如果遇到坏心情，我会这样做：先是缓冲一下，不去立刻面对这个事情，让时间去稀释这些不愉快的回忆，然后，把还残存在记忆中的不愉快淡化掉，这样，坏心情就不太会伤害我的心脏了。

　　研究证实，笑能降血压；笑 1 分钟可以起到划船 10 分钟的效果；笑可以刺激人体分泌多巴胺，使人产生欢愉感。美国白宫的保健医生曾给布什总统开过一个健康秘方：话疗，每个星期至少与家人交流 15 个小时；夫妻之间每天至少交流 2 个小时，包括共进晚餐或午餐。

心情不好对血管健康不利

　　精神抑郁、焦虑，很容易导致机体内部的交感神经被激活，分泌大量皮质激素，继而导致血管系统承受巨大压力，如得不到缓解，时间长了，就容易引发心血管疾病。

大笑能够增强血管弹性

　　研究表明，大笑 1 分钟，可以牵动 13 块肌肉，全身可放松 47 分钟，使机体产生内啡肽。内啡肽是一种天然的镇静剂、麻醉剂、快乐剂，每天大笑 3 次，长期坚持就能增强血管弹性。

捧腹大笑 15 秒 = 服用他汀药

　　研究发现，大笑（不是浅浅的微笑）持续约 15 秒钟以上，越发自内心，对血管的正面作用就越大、越持久。大笑除了刺激大脑释放内啡肽，还能帮助扩张血管，减少胆固醇沉积。

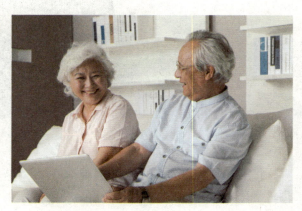

朋友是"不老丹"

　　老年人长期独处会产生巨大的社会心理压力，甚至有可能引起内分泌紊乱和免疫功能下降。即使是离退休的老年人，也不要总憋在家里，要努力扩大生活圈子，多和老朋友聚聚，并试着主动向邻居们问好。

交朋友让身心都受益

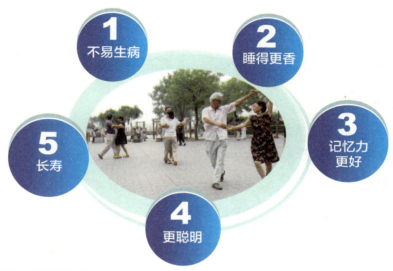

广交朋友，乐天安命

　　很多退休后的老年人，心理上会出现不同程度的改变，萌发孤独、自卑、空虚、抑郁等不良情绪，严重的甚至会产生悲观厌世想法，对死亡的担忧和恐惧也日益增加。

　　要想拥有"乐天安命，怡然自得"的幸福晚年，老年人应当用乐观开朗的情绪，积极发现并寻找老年生活中的快乐。发挥自己的兴趣和特长，主动参与一些社区事务，如治安巡逻等，找到"宝刀未老"的成就感。平时多和亲戚朋友走动走动，说一说彼此的新鲜事，还可以多和年轻人交朋友。

交友三技巧

　　1 要真诚。交朋友要"重情谊、轻利益"，万不可玩心机、耍滑头。朋友间要平等，不能只交"有用的人"或将朋友分"档次"。

　　2 善经营。友谊需要经营，要花时间和精力维护。周末相约喝喝茶、聊聊近况，节日里送点小礼物等，都会让友谊保鲜。

　　3 多赞扬。生活中，有人对你微笑，你也会朝他微笑。给彼此一个笑脸，称赞一句，有助于拉近人际关系。

"诗药" 也能抗病

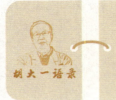

胡大一语录

很多心血管疾病患者不会吃、不敢动、很害怕，性格压抑、生活乏味。调整患者用药，再从心理和生活的各个方面进行指导，让心血管疾病患者打消顾虑，恢复更好的心脏功能，更好地回归正常生活。

对悠悠中华来说，"诗药"治病并不是陌生的事，最早见于西汉辞赋家枚乘的名赋《七发》。《七发》记叙了吴客不用"药石针刺灸疗"，而是采用"要言妙道"，即用精深的言辞、美妙的哲理诗赋来治病，终于使"楚太子……霍然病愈"。

诗能解除抑郁

1882 年，英国著名医生西摩·布利曾将诗集《爱的深化》作为"诗药"处方，让患者尽情朗诵，结果治愈了多例抑郁症患者。

诗能消除阴影

美国《纽约时报》记载，1959 年，美国妇女马茜·辛普森思患乳腺癌，术后遵照医生开的"诗药"处方，坚持吟诗疗疾，并学会了写诗，以此来消除"癌魔"对身心造成的阴影。一年后，她内心的"癌魔"消除了，身体也更健康了。

诗能增强"御敌"能力

在诗歌盛行的意大利，人们以诗言志、言情、助兴、消愁、治病。凡是到过意大利的人都会发现，当你走进书店，你就可以买到如药品一样包装的"诗药盒"，上面标明了经国家医疗卫生部门核准的字号及"主治""禁忌""日服量"等字样，盒内装的是印刷十分讲究的精美诗篇。

吟咏诗赋能陶冶人的心灵与情操。朗诵诗不仅能增加肺活量，而且能令人"忘我地"进入角色，使大脑与相关的神经敏感度大大提高，加快血液循环，促使体内新陈代谢更加旺盛。所以说，"诗药"可激发脑细胞，促使其分泌对人体有利的激素，增强"御敌"能力，从而达到除病健身的目的。

养心诗句

自觉
唐·白居易
四十未为老，忧伤早衰恶。
前岁二毛生，今年一齿落。
形骸日损耗，心事同萧索。
夜寝与朝餐，其间味亦薄。
同岁崔舍人，容光方灼灼。
始知年与貌，衰盛随忧乐。
畏老老转迫，忧病病弥缚。
不畏复不忧，是除老病药。

乐观是免疫剂

在生活中，不少人发现自己很容易生病，这是免疫力低下"惹"的祸。如何提高免疫力呢？除了在饮食方面做出调整，心态也很重要。保持乐观的心态就可以增强免疫力。

好心态也是治病良药

有这样一个故事：一位年逾六旬的老人 6 年前被诊断为胃癌晚期，大夫告诉他最长还能活半年。他给自己做了个别致的骨灰盒，然后带着骨灰盒在老伴的陪伴下去旅行。他嘱咐老伴，要是他死在旅途中，就将他就地火化，把骨灰带回家。3 个多月的时间里，他们几乎游遍了全国各大知名景区，老人心情愉快，精神放松，食欲大增。6 个月过去了，老人的身体反而更强壮了，死神离他越来越远了。

谚语说："心态好，长寿一法宝。"这位老人身患绝症，竟然还有那么好的心态，真是难能可贵。由此可见，心态好还是治病之良药。

好情绪让免疫力起飞

研究发现，平和乐观的心态可增强人体的免疫力。很多研究表明，积极乐观的人身心更健康，死于心血管疾病的概率更低，肺部功能也更健全。那么，我们该如何保持乐观的态度呢？下面的方法不妨一试。

1 每晚抽出一点时间，坐下来回想一天中成功的、积极的和快乐的事情。

2 坚定信心过好每一天，不沉湎于往事，不过于担心未来。

3 学会积极地思考，积极地面对人生。

肿瘤喜欢坏情绪

我们知道每个人体内都有原癌基因，都有可能得癌症，但为什么大多数人不会得？这是因为人体内有一群"健康卫士"，叫"淋巴细胞"，其中有近 50 亿个 NK 细胞（自然杀伤细胞）是特别能战斗、可以抗癌的细胞。

有研究显示，免疫细胞里的这 50 亿个"抗癌战士"往往被我们的精神状态所影响，发现癌细胞后，NK 细胞就会向癌细胞靠拢，然后将其杀死。杀死一个癌细胞需要 5～10 个 NK 细胞。但当一个人经常情绪低落、生气抑郁时，NK 细胞功能就会受到抑制。据测试，情绪经常低落的人，其 NK 细胞的活力会降低 20% 以上。

难怪在肿瘤患者身上，医生大多可以发现被称作"癌性格"的致病因素，如孤僻、多疑、抑郁、好生闷气、沉默寡言、郁郁寡欢、狭隘嫉妒、急躁易怒等，这些都是癌细胞产生和发展的有效媒介。因此，从抗癌这个角度来说，保持良好的情绪是非常重要的。

远离抑郁这个隐形杀手

抑郁症在老年人中较为普遍，据不完全统计，在 60～70 岁的老年人中，抑郁症的发病率约占 50%。

如何识别老年抑郁症

要识别老年抑郁症并不困难，只要发现老年人具有持续 2 周以上的抑郁、悲观、焦虑情绪，并伴有下面 6 个症状中的任何 4 个，就说明他可能患上了老年抑郁症。

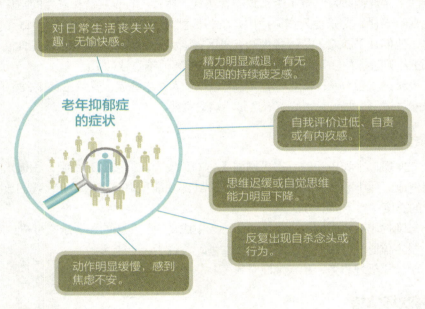

老年抑郁症的症状

- 对日常生活丧失兴趣，无愉快感。
- 精力明显减退，有无原因的持续疲乏感。
- 自我评价过低、自责或有内疚感。
- 思维迟缓或自觉思维能力明显下降。
- 反复出现自杀念头或行为。
- 动作明显缓慢，感到焦虑不安。

缓解抑郁之行动

大声喊叫。不要压抑自己的感情，通过大喊大叫来发泄自己的不满情绪，当然要选择一个没有人的地方。喊过以后你会感到心里特别痛快。也可通过号啕大哭，将消极情绪发泄出来。

倾诉。当感到情绪低落时，可采取倾诉的方式来进行缓解：有些时候，即使是在凌晨 4 点，你也可以向最亲密的朋友或家人倾诉烦恼，他们的臂膀可以放心倚靠；有些时候，你可能会需要专业人员——专职律师、心理咨询师的支持，让他们帮助你用合理的和无偏见的方式来梳理感情。

爱抚宠物。宠物身上有一种独特的魅力，它可以使人在面对它的时候忘却一切烦恼。调查显示，养宠物的人群中患高血压的比例要比不养宠物的人群中的低。假如你自己不能养宠物，也可以帮助那些需要照顾宠物的人或者定期参观动物园、宠物商店。照顾植物也能获得同样的益处。

第 3 章

管好嘴
长寿饮食有秘诀

牢记于心的饮食要诀

摄入膳食纤维：调脂降糖护肠道

　　肠胃疾病、冠心病、糖尿病、肥胖等已经成为生活中常见的慢性病，以往我们总认为，这是因为我们在饮食上吃得太精细，高热量、高脂肪的食物吃得太多了。其实，还有一个重要的原因被忽视了，那就是膳食纤维摄入严重不足。一些国家的食物标签上写着："膳食纤维降低心血管疾病发生风险。"

膳食纤维有两种

　　膳食纤维是一种多糖类物质，主要存在于蔬菜、水果、豆类和谷物中，尤其是它们的皮中，对其他营养素起着调节作用，可分为可溶性膳食纤维和不溶性膳食纤维两种。可溶性膳食纤维主要包括果胶、树胶和 β－葡聚糖，可降低血液中的胆固醇水平，控制餐后血糖的上升。而不溶性膳食纤维则起着促进肠胃蠕动的作用，可降低大肠癌的发生风险。

每天摄入多少膳食纤维合适

　　一般推荐的膳食纤维摄入量为20～30克／天。建议在每天的膳食中添加燕麦片、荞麦、小米等粗粮，以及海带、魔芋和新鲜蔬果等食物。以下几点对健康很有益：

　　1 选择全谷、全麦食物做早点。

　　2 用部分粗粮替代精细米面，但粗粮的量也不能超过总量。

　　3 每天的膳食中可添加豆类及豆制品，如红豆、绿豆、芸豆、豆腐等。

　　4 每天必须吃绿叶菜，特别是其叶和茎。

　　需要特别提醒的是，胃肠功能差、消化不良的人需谨慎摄入膳食纤维，以免加重病情。

简单判断膳食纤维的摄入量

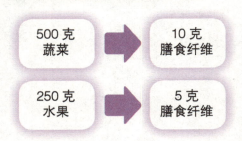

500 克蔬菜 ➡ 10 克膳食纤维

250 克水果 ➡ 5 克膳食纤维

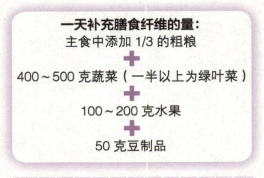

一天补充膳食纤维的量：
主食中添加 1/3 的粗粮
✚
400～500 克蔬菜（一半以上为绿叶菜）
✚
100～200 克水果
✚
50 克豆制品

膳食纤维供给标准的"五个一"
　　每天摄入：一两粗粮，一两燕麦片，一两豆制品，一斤蔬菜（绿叶菜为主），一克魔芋粉。

补充植物固醇：降低坏胆固醇

植物固醇是植物中的一种活性成分，对人体健康有很多益处。研究发现，植物固醇有降低胆固醇、预防前列腺癌及乳腺癌、抗氧化和调节免疫力等作用。

植物固醇是胆固醇的天然克星

植物固醇主要来自植物油、坚果、种子、豆类，少量存在于谷类、蔬菜、水果中，主要成分为谷固醇、豆固醇和麦角固醇等。国内外研究表明，植物固醇能有效地降低高脂血症患者血液中的坏胆固醇——低密度脂蛋白胆固醇的水平，而不影响血液中的好胆固醇——高密度脂蛋白胆固醇的水平，对高脂血症患者有很好的降脂效果。据统计，植物固醇摄入越多，罹患心脏病和其他慢性病的风险就越低。

每天摄入多少植物固醇

一般推荐每天摄入 2 克植物固醇。

● 植物油

植物油中植物固醇含量最高，是膳食中植物固醇的一个重要来源。以常见的植物油为例，每 100 克大豆油中植物固醇的含量约为 300 毫克，花生油中的含量约为 250 毫克，玉米胚芽油中的含量高达 1000 毫克。

摄入建议：每天植物油摄入量以 25 克为宜。建议大家吃油的品种尽可能多元化，不要太单一。

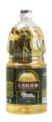

如果将每天 25 克的花生油换成玉米胚芽油，则可以在摄入热量不变的情况下，多摄入植物固醇约 180 毫克。

● 豆类及豆制品

豆类中的植物固醇含量比谷类高，黄豆、黑豆和青豆中的植物固醇含量都较高。豆腐是最常见的豆制品，每 100 克豆腐中植物固醇的含量约为 30 毫克。

摄入建议：平时多摄入豆类及豆制品。

每天喝一杯豆浆（250 毫升），可提供约 20 毫克植物固醇。

● 谷类

在谷类食物中，面粉中植物固醇的含量远高于大米，每 100 克小麦面粉平均含 59 毫克植物固醇。加工越精细，植物固醇含量越低，即植物固醇含量全麦粉 > 标准粉 > 富强粉 > 饺子粉。

摄入建议：以大米为主食的人，每天三餐中至少有一餐应改为面食，如面条、馒头等。

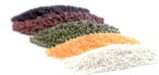

杂粮（如薏米、紫米、荞麦、小米、玉米等）中的植物固醇含量较高，每 100 克含的植物固醇在 60 毫克以上。

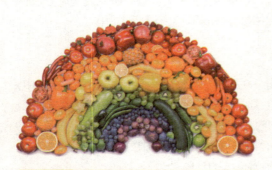

红色	番茄、粉红色葡萄柚、西瓜、茄子、红辣椒、紫红色葡萄、草莓、红苹果、大枣、梅子等	预防前列腺癌及心脏、肺脏疾病，延缓细胞老化，预防血管阻塞
橘色	胡萝卜、杞果、甘薯、甜瓜等	可以保护皮肤免受辐射伤害
黄绿色	玉米、哈密瓜等	预防白内障和皮肤变质
绿色	西蓝花、卷心菜、莴笋、空心菜、油菜、青苹果、猕猴桃等	调节人体许多生理功能，提高免疫力，预防肝癌、淋巴癌
白色	白菜、白萝卜、洋葱、大蒜、冬瓜、菜花、莲藕、山药、梨等	预防胃癌、结直肠癌、口腔癌、乳腺癌等，保护心肺
黑色	桑葚、黑枣、黑葡萄等	清除体内自由基，延缓衰老

吃蔬果能防癌防衰

　　一项流行病学统计的结果显示，多吃蔬果能够有效预防癌症，尤其是肺癌的发生。蔬果里面含有很多抗癌成分，这些成分可以控制癌细胞的成长，引导癌细胞向良性转化，促进其凋亡，抑制其增长，被称作"21世纪的维生素"。另外，蔬果中含有的膳食纤维、维生素C、钾、镁、叶酸等营养物质，能降低患冠心病和脑卒中的风险。

吃蔬果要当"好色之徒"

　　食物颜色其实与营养价值有关。所以，哪一种颜色的蔬果都不能少。建议最好是各种颜色的蔬果都常常摄入，每周吃的蔬果，颜色最好像彩虹一样多（"彩虹原则"），而且颜色越深，其营养保健价值越高。

蔬菜每天吃500克

　　中国营养学会建议每天吃300~500克蔬菜。为了保证抗癌功效，蔬菜每天要吃够500克。从品种上来说，一天最好吃5种以上蔬菜。绿色蔬菜应当在蔬菜总摄入量中占一半，也就是说，桌上如果有两样蔬菜，那么最好有一样是深绿叶蔬菜，如菠菜、油菜、空心菜。

　　另外一半应该是各种浅色蔬菜，如白菜、洋葱、白萝卜、菜花之类的白色食物。研究发现，白色食物也有很好的防癌作用。

每天至少吃 200 克水果

《中国居民膳食指南（2022）》建议每天吃 200～350 克水果，基本上一个大的富士苹果就能满足。吃时应选择不同种类的新鲜水果，尽量减少果干、浓缩果汁的摄入。因为加工后的果干、果汁会不同程度地损耗营养素，还含有大量糖分，容易增加肥胖的风险。建议在两顿饭之间选择 2～3 种新鲜水果，将其切成片，搭配着吃。

蔬果玩组合配比，学会彩虹饮食

只要平时常吃常换，均在 5 种以上，并进行科学配比和加工，就很容易满足"彩虹原则"。

招数❶ 同种蔬菜混合炒

把烹炒时间相同、口味相似或互补的蔬菜同炒，可使混合后的蔬菜色泽鲜艳，富含多种营养素及防癌活性物质，鲜嫩清淡、美味可口。

招数❷ 新鲜蔬菜拼冷盆

只需将原料洗净用开水稍烫后铺在大盘子里，再配置一些蘸料就可以了。这种做法极大地保存了蔬菜中原有的营养素及天然活性成分。

防癌抗衰果蔬皮，不宜丢弃

苹果皮：苹果皮萃取物中的一些有效成分，能抑制自由基的过氧化作用，从而对抗衰老，防治肿瘤、心脏病等疾病。

葡萄皮：葡萄皮中含有高效抗癌物质——白藜芦醇，还可以降血脂、抗血栓。

茄子皮：有研究发现茄子皮抗癌活性很强。

番茄皮：含有的番茄红素能防治心血管疾病、预防癌症。

蔬果你吃够量了吗？

吃蔬果可以防癌、防衰老，但又有几个人能坚持每天吃足够多的蔬果呢？建议慢性病患者每天 7 份（5 份蔬菜 +2 份水果），成年健康人群每天 9 份（5 份蔬菜 +4 份水果或 7 份蔬菜 +2 份水果）。

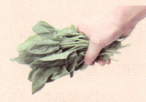

一份蔬菜的量

每 100 克蔬菜为一份，从数量上说，每 100 克生的蔬菜做熟后，大概相当于一个网球的大小。

一份水果的量

以一个中型水果为一份，葡萄、桂圆等小水果以 13 颗为一份，草莓以 6 颗为一份。在份数上不要太拘泥，掌握一个大致的限度即可。

控制总热量，低热量能增寿

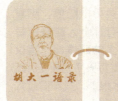

胡大一语录

"管住嘴"是很难的一件事，但我们可以循序渐进。我自己的做法是，喜欢吃的只吃一半，不想吃的就干脆不吃。这样，食物摄取量就减少了很多，既保护了心脏，又没有太亏待自己的嘴。

控制进食量，是一个很有效的延年措施。英国《每日邮报》曾报道，要想长寿，运动、减肥或吃一些所谓的神奇药片，都远不如"吃少点"来得简单有效。高代谢率是过早死亡的一大危险因素（代谢率高的人，热量消耗的速度快）。

如何做到食不过量

定时定量进餐：可避免过度饥饿引起饱食中枢反应迟钝导致的进食过量。吃饭宜细嚼慢咽，避免进食过快导致无意中过量进食。

分餐制：不论在家吃饭还是在外就餐，都提倡分餐制，根据个人的生理条件和身体活动量，进行标准化配餐和定量分配。

每顿少吃一两口：坚持每顿少吃一两口，对预防热量摄入过多而引起的超重和肥胖有重要作用。

减少高热量食品的摄入：学会看食品标签上的"营养成分表"，了解食品的热量，少选择高脂肪、高糖分的高热量食品。比如，拿起薯条、方便面、夹心饼干等的包装，阅读标签，上面的数字可以清楚告诉你，它们都属于高热量食品。

减少在外就餐：在外就餐或聚餐时，菜品种类繁多，用餐时间长，会不自觉地增加食物的摄入量，导致进食过量。

饭前吃果蔬：饭前半小时可以吃点蔬菜或水果，如黄瓜、苹果等，但是胃不好的人要注意（因为这类人饭前吃果蔬，会影响食物的消化，引起胃部不适）。

如何判断饮食是否过量

一看舌头：饮食过量的人，睡觉时往往会流口水，舌头在夜间会发生轻微的肿胀。早晨醒来后用镜子照一照舌头，看一看是否有肿胀的现象。

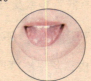

二试手感：早晨起床，在还没有进行运动的时候，双手握拳，如果感到吃力并且双手发胀，则表明前一天晚餐吃得过多，细胞吸收了多余的营养，还没有被完全消耗。

三查口感：饮食过量，特别是油腻食物吃多了，肠胃负担过重，会口干。觉得自己的腰围日渐增粗，也是近期饮食过量的表现。

合理分配三餐，控制热量摄入

　　一日三餐中的食物最好可以做到多样且种类齐全，但是如何分配是控制总热量的关键。如果晚餐分配过多，或者食物分配不当，就容易将摄入的热量储存起来，造成肥胖。因此，三餐的合理分配是重中之重。

医生不说你不知道

　　体重变化是判断一段时期内热量平衡与否最简便易行的方法。家里准备一个电子秤，经常称一下早晨空腹时的体重。注意体重变化，随时调整食物的摄入量和身体运动量。

三餐	供热比	饮食结构
早餐	早餐所提供的热量应占一天总热量的30%	早餐食物应做到多样，搭配要合理。如果早餐中有谷类、蛋、奶、肉、蔬菜、水果，则说明营养充足，中午也不会因为过于饥饿而大吃特吃，晚餐也能得到相应的控制。如果只包含了其中3种，则比较充足；如果只包含了其中2种，则应增加品种
午餐	午餐承上启下，所以供热比是一天中最高的，应达到40%	午餐应粗细搭配、荤素搭配，保证一荤一素（绿叶菜），一菌一汤。可在大米中放一把糙米、燕麦、红小豆或绿豆等（全谷物占1/3）来烹制米饭。提醒上班族，在外就餐时，高油、高盐问题必须引起重视。另外，土豆、红薯、芋头等薯类含碳水化合物和膳食纤维较高，可以和主食交换着吃
晚餐	晚餐所提供的热量应占一天总热量的30%	晚餐后活动量明显减少，所以晚餐时不宜吃得过饱。主食上不妨搭配点小米、玉米、红薯等粗粮。还要素一点，多摄入一些新鲜蔬菜，如小白菜、嫩菜心、茄子、黄瓜等，做法上建议凉拌或快炒，以减少油的摄入

注意进食量与热量消耗的平衡

　　人体应维持进食量与热量消耗之间的平衡。简单来说，每天身体活动的消耗量应占摄入总热量的15%以上。成人每天摄入总热量在1600~2400千卡，那么15%是240~360千卡。一般来说，每天的家务和职业活动等消耗的热量相当于走2000步左右（消耗热量约80千卡）。进行主动性身体活动30分钟以上（各类活动时长见右图）相当于年轻女性每天快步走6000步（5.4~6.0千米／时）的运动量，热量消耗总计在300千卡左右。年龄超过60岁的女性完成6000步的时间可以略长些。

成人每天主动性身体活动量相当于快步走 6000 步的运动量

太极拳	60 分钟
瑜伽	60 分钟
快走或慢跑	40 分钟
骑车	40 分钟
游泳	30 分钟
网球	30 分钟

每顿八分饱，老了记性好

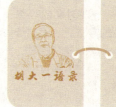

吃饭要记住 8 个字：总量控制，合理搭配。总量控制就是饭要吃八成饱，人无饥饿感是不健康的表现。人要有食欲啊，如果连饭都不想吃了，生活乐趣可就大打折扣了。如果到了中午或下午四五点钟，你感觉到有点饿，就说明这一天的食量是合适的。

现代医学证明，经常饱食，尤其是暴食暴饮，不仅会影响肠胃功能，引起消化不良，导致胃炎、胰腺炎，还会使体内脂肪过剩，血脂增高，引发动脉粥样硬化等疾患。另外，过量进食后，肠胃部位血液增多，大脑供血被迫减少，长期下去还会导致记忆力下降、思维迟钝、大脑早衰。八分饱，确实是重要的养生之道。

只吃八分饱，老了记性好

最新研究发现，人一旦上了年纪，就不得不面对记忆力减退的问题，而少吃点有助于提高记忆力。研究还首次表明了减少饮食量与防治大脑退化或衰老之间存在关联性。

八分饱从细嚼慢咽做起

把握好吃饭的时间，最好在感到有点儿饿时开始吃饭，而且每餐在固定时间吃，这样可避免太饿后吃得又多又快。

吃饭时间至少保证 20 分钟，这是因为从开始吃饭，到大脑接收到吃饱的信号大概需要 20 分钟的时间。每口饭都要咀嚼 30 次以上，咀嚼运动能促使唾液分泌，可促进食物的消化与吸收。

如何做到八分饱

第一，启动要慢，菜上桌后别吃得太猛，否则 3 道菜就吃饱了，等第 7、第 8 道菜上来，觉得想吃再吃几口，八分饱肯定没希望了，也就是说吃饭时要控制节奏。

第二，要有选择地吃，不喜欢吃的坚决不吃，喜欢吃的留有余地。四喜丸子喜欢吃，两个吃下去，饱了，这就不行。

第三，整体找齐，菜上完了，这时还有两成才到八分饱，那就喜欢什么再吃一点。

吃得糙能防"三高"

糙制谷物主要包括全谷物和杂豆类。科学研究证明，全谷物和杂豆类食品对高血压、高脂血症、心脏病、消化系统的癌症以及糖尿病等都有一定的预防作用。

碳水化合物，糙的比精的好

精制谷物不仅热量较高，而且在体内稍加分解就会变成葡萄糖，之后迅速进入血液，造成血糖快速升高，容易诱发糖尿病和心脏病。

糙制谷物则没有这个担忧。全谷物是指未经精细化加工或虽经碾磨、粉碎、压片等处理但仍保留了完整谷粒所具备的胚芽、胚乳、麸皮及其天然营养成分的谷物。大部分粗粮属于全谷物，如小米、薏米、大黄米、高粱米、各种糙米（包括普通糙米、黑米、紫米、红米等）。与精制谷物相比，全谷物可提供更多的 B 族维生素、膳食纤维、矿物质等营养成分及有益健康的植物化学物。

杂豆是除大豆外其他豆类的总称，如红小豆、绿豆、芸豆、花豆等。杂豆中蛋白质含量达 20% 以上，膳食纤维、钙、铁的含量也较高。

糙精比例多少合适

《中国居民膳食指南（2022）》推荐：每天摄入谷类食物 200～300 克（其中全谷物和杂豆 50～150 克），薯类 50～100 克。有特殊情况的（如有糖尿病、便秘和血脂异常），糙制谷物甚至应该占到一半以上。

糙制谷物这样吃更健康

糙制谷物可以和大米一起煮饭或粥吃，如中餐可用糙制谷物（如糙米、绿豆、红小豆）和大米各占一半煮饭。为了均衡营养，应搭配蛋白质、矿物质丰富的食品以帮助吸收。另外，糙制谷物中的纤维素需要有充足的水分做后盾，才能保障肠道的正常工作，因此吃完粗粮应多喝水。

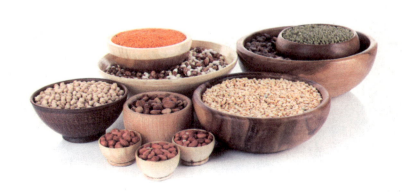

一口肉配三口菜，健康营养更美味

许多人知道吃饭要荤素搭配，可不清楚具体怎么搭才好。这里给大家介绍一个非常简单的方法：一口肉配三口菜。

一口肉配三口菜

荤菜和素菜的最佳比例在 1：3 至 1：4 之间。无论在家吃饭还是赴宴应酬，只要灵活运用，均能最大限度地保证荤素之间的营养均衡。如一个清蒸鱼或一个木须肉，搭配一个白灼菜心，健康有营养，美味有特色。在吃的时候，也要执行 1：3 的原则，吃一口肉，记得吃三口素菜。比如吃火锅，吃三口蔬菜再吃一口肉，便可限制高脂肪食物的摄入，本身就血脂偏高的人更要如此。

荤 鸡、鸭、鱼、牛、猪等
动物肉：富含蛋白质、
脂肪、B 族维生素、铁、
锌等

＋

素 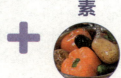 蔬菜、菌菇、水果等：
富含维生素 C、胡萝
卜素、膳食纤维、叶酸、
钙、镁、硒等

1：3 营养均衡

在制作混炒类菜肴时，不妨用一种肉搭配三种蔬菜（重量要尽量保持 1：3 的比例），这样，一盘菜就能较大限度地保证营养的均衡。

先吃蔬菜后吃肉和饭

吃饭时为什么要先吃蔬菜，后吃肉和饭呢？有两个好处：

第一，有助于消化。因为蔬菜中的膳食纤维能促使肠胃蠕动，尤其是那些需要咀嚼的蔬菜，如西蓝花、菠菜、芹菜等。

第二，有助于降低餐后血糖。吃饭之前先垫几口蔬菜，再吃一口米饭和一口肉，之后再吃一口米饭，注意细嚼慢咽。采用这样的吃法，米饭会被其他食物阻隔，吃进去的速度减慢，在胃里的浓度会下降，排空速度也会减慢，就不可能在短时间内释放大量的葡萄糖到血液当中，也就避免了餐后血糖大幅升高。

富含营养的炒青菜法

先把少量的胡萝卜丝过油，然后放入青菜炒一下，最后放入少量的香菇，盛出来之前再放入少量富含氨基酸的高汤（用肉皮、牛筋熬一个半小时），这样炒出来的青菜就成了一盘荤素搭配、营养均衡（维生素 C＋胡萝卜素＋氨基酸＋胶原蛋白）的菜品，而且很美味。

吃盐不超标，预防心血管疾病

每人每天的吃盐量多少最合适？世界卫生组织建议每天 6 克。这里的 6 克不仅指食盐，还包括味精、酱油等含盐调料和食品中的盐量。

《中国居民膳食指南（2022）》建议，正常人每人每天盐的摄入量不超过 5 克。对于糖尿病患者来说，每天吃盐量应比标准参考量少 1 克，控制在每天 4 克以内更合适。可即使用了限盐勺，平时一不留神，用盐量就可能超标。该怎么办呢？其实，掌握一些小诀窍，就能改变这一状况。

摄盐过多会升高血糖浓度

现代医学研究表明，过多摄入盐，会增强淀粉酶活性，促进淀粉消化，引起血糖浓度升高，从而加重病情。糖尿病患者长期摄入过多的盐，会加重糖尿病的症状，还会使血管硬化，加快糖尿病血管并发症的发展。因此，糖尿病患者要采用低盐饮食。

低盐饮食的烹调方法

后放盐。烹饪时，不要先放盐，一定要在起锅前将盐撒在食物上，这样盐附着在食物的表面，能使人感觉到明显的咸味，又不至于过量。

用酸味代替咸味。刚转变为低盐饮食时，如果觉得口味太淡，可用醋、柠檬汁、番茄酱等调味，既可以减少盐的摄入量，又可以让味道更好。比如，可以在菜七成熟的时候放入醋。因为醋不仅能促进消化、提高食欲、减少维生素的损失，还能强化咸味，不会让人觉得菜肴清淡无味。

用咸味重的食物代替盐。酱油里也隐藏着盐，在使用的时候要注意用量。同理，烹饪中可以不放盐而是选择加入豆瓣酱、酱油来实现咸的口感，这也是减少盐摄入量的一个好办法。

加入果仁碎。做拌菜的时候，可以适当撒入一些芝麻或核桃碎、花生碎等果仁碎，既可以增加风味，又能缓解少盐的清淡。

使用专用盐勺，改善口味重的习惯

家庭烹调食物要用专用的盐勺，1 勺盐大致是 2 克。每人每天 5 克（将啤酒瓶盖中的胶垫去掉，一平盖盐正好是 5 克）。长期坚持使用专用盐勺，是可以让口味变淡的。

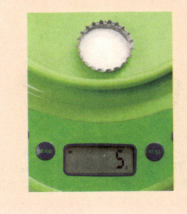

揪出"隐形盐"，别为疾病买单

大家都知道，高盐食品不利于健康，殊不知，有些食品粗看含盐量不高，其实在加工过程中加入了不少盐，对这种"隐形盐"同样要小心。

小心 4 类"隐形盐"

快餐：很多人喜欢吃炸鸡翅、比萨、薯条等食物。这些都是高盐食物。快餐之所以含盐量高，是因为其中有各种高盐佐料。

调味品：我们一般习惯利用味精、番茄酱、蚝油、酱油、甜面酱等调味品来增加菜肴的风味。但是，这些调味品也都是含盐大户，总是让我们在享受美味的同时失去健康。

甜品：甜品暗藏高盐，奶酪、糕点成胚后储存发酵前，表面是要抹上一层盐来腌制的，这是发酵和储存的必备工序。

熟食：我们爱吃的熟食，如香肠、熏肉、鸡腿、午餐肉、腊肉等，虽然吃起来简单方便，但里面含有大量的盐。南方人最爱吃的腊肉，每 25 克中就含 5 克盐。

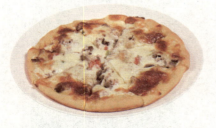

常规大小的一块比萨含盐量就可能达到 600 毫克。如果喜欢吃，建议选择蔬菜多的比萨，每餐不宜食用过多，更要避免经常食用。

改善摄取盐不当的习惯

盐摄入过量往往与某些不良的饮食习惯有关系，日常生活中要多加注意。

1. 避免吃咸的食物小菜，如咸菜、腐乳、榨菜等。

2. 不要在餐桌上放食盐，避免临时往食物中加盐。

3. 尽量少吃腌制食品。

警惕食物中隐含的盐

警惕生活中的高盐食物

高盐食物	含钠量
方便面	1144
海虾	302
蟹肉	270
香肠	230
茴香	186
油菜	98.8
空心菜	94.3
大白菜	89.3

注：每 100 克可食用部分的钠含量，单位：毫克。400 毫克钠 =1 克盐

长寿四字诀：淡、杂、鲜、野

　　江苏如皋是我国著名的长寿之乡，据统计，如皋100多万人中有200余名百岁老人，位居全国县（市）之首，长寿人口比例几乎高出国际标准一倍。一日三餐，如皋人有着自己的特点，他们遵循着"淡、杂、鲜、野"的健康饮食原则，这四字诀概括了长寿之乡饮食文化中所隐含的长寿密码。

淡

　　少盐淡食是如皋人的饮食习惯，他们炒菜时几乎不放盐，一大家子人通常要两三个月才能吃完一小包盐，建议口味偏重的人多向如皋人学习，炒菜时少放盐，可用糖、醋、姜、葱、胡椒、大蒜等来调味。

杂

　　所谓"杂"，就是粗粮、细粮混着吃，荤菜、素菜搭配着吃。如皋盛产杂粮、瓜果、蔬菜、鱼虾、肉蛋等产品，这就决定了如皋人的饮食相当丰富，摄入的营养也很全面。当地长寿研究所的调查资料显示，如皋百岁老人中有93%既吃大米、白面等细粮，又吃玉米、大麦等粗粮。除主食外，如皋人还搭配蔬菜、水果、干果等，既有正餐，又有小吃、零食，饮食相当丰富和多元化。

鲜

　　如皋人吃东西特别讲究新鲜，当地人称为"出水鲜"。比如，肉要当天宰的，虾要当天捞的，鱼要现场剖的，青菜要早上拔的，瓜果要当时摘的，芋头要当场刮的，豆腐要当天做的。如皋人的冰箱里很少长时间储存蔬菜，基本都是当天赶早市买来的。

野

　　在如皋人的眼中，蓬勃生长的野菜是大自然的馈赠，它集天地之灵气，取日月之精华，是护佑生命的珍馐佳肴，所以在长寿之乡的饭桌上，一年四季都有新鲜碧绿的野菜佐餐。当地谚语说："如皋人好奇怪，有菜不吃吃野菜。"

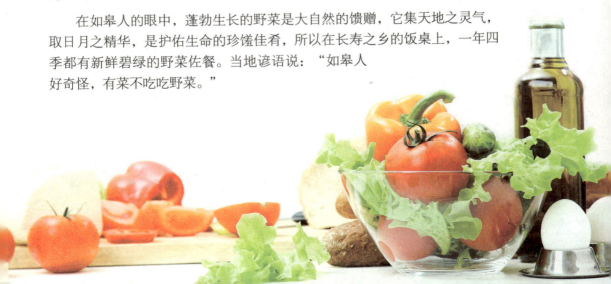

食饮有节，长寿不请自来

《黄帝内经》中谈到上古之人"尽终其天年，度百岁乃去"的经验之一就是"食饮有节"。所谓"食饮有节"，就是不暴饮暴食，不过饥过饱，食物的种类选择要合理。

长寿老人爱吃时令蔬菜

"食饮有节"还有一个意思：冬天的东西到夏天吃那就不叫有节。养生在于防患于未然，当季食材是最好的养生食物。因为当季的食材是很新鲜的，对身体补益作用最大。在世界六大长寿乡之一的如皋，长寿老人基本上只吃应时、应地、应季的新鲜蔬菜，很少吃大棚种植的反季节菜。

比如，春天他们吃新鲜的韭菜、小油菜、青椒、蒜苗、豆芽、椿芽、枸杞苗等，这些都是季节菜，且是偏阳性的食物，适合春天养阳。夏天，他们吃刚摘的番茄、黄瓜、丝瓜、茄子、毛豆等，这些蔬菜可以祛除暑热、湿热等病邪。秋天，他们吃刚挖出的萝卜、花生、莲藕、山药、芋头等，润肺滋阴。冬天，他们除多吃油菜、白菜、胡萝卜缨、大枣外，还会吃温补的动物食品和海产品。

谨和五味，不偏嗜五味

古人提出了一个饮食养生的总原则，就是"谨和五味"。这里的"五味"是指甘、酸、苦、辛、咸，意思是说，五味调和，相得益彰，则脏腑各有所归，五脏的功能发挥正常，人体就健康。如果因自己喜好而偏爱某一种味道，时间长了，身体便会产生很多不良反应。

五味中，甘味食物有白糖、大米等，有滋养肌肉之功，过食则壅塞而气滞；酸味食物如乌梅、柠檬、山楂等，有收敛固涩之利，过食则痉挛；苦味食物如苦瓜、杏仁等，有清心明目、益气提神之功，多食则骨重而行动不便；

《十二月蔬菜歌》

正月荠菜雪里青，
二月菠菜绿茵茵，
三月芹菜棵棵白，
四月生菜吃不停，
五月黄瓜沿街卖，
六月茄子紫嫣嫣，
七月辣椒满枝挂，
八月冬瓜大如桶，
九月茭白水汪汪，
十月萝卜白又嫩，
十一月白菜家家有，
十二月胶菜满地堆。

盲目节食减肥并不可取

健康饮食主要指一日三餐按时适量，饮食结构适当。有些人为了减肥而不吃早餐或者只吃蔬果、不吃米饭，这些做法都是错误的。研究发现，盲目节食减肥会使体重游走在减轻和反弹之间，并可能引发心血管疾病、脑卒中、糖尿病，降低人体的免疫力。

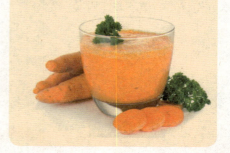

辛味食物有姜、辣椒、胡椒、桂皮等，有散寒、行气、活血之功，过食则气散上火；咸味食物如盐等，能调节人体细胞和血液渗透压平衡，以及水盐代谢，可增强体力和食欲，防止痉挛，过食则血凝。

每日三餐定时定量

胃的活动，包括蠕动、分泌胃液等，都是有节奏的。吃饭一饥一撑，既有损胃，也易造成"胃生物钟"失调。由于一般的食物在胃中约 4 小时即被全部排入肠中，因此除晚餐至次日早餐外，每餐进食时间相隔 4 ~ 6 小时为宜。"食饮有节"就是要制订一份"养胃时间表"，从而做到规律饮食，保证一日三餐定时定量。

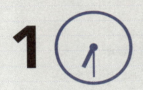 起床后 6：30—8：00 吃早餐。有慢性病的老年人最好早吃，可在 6：30 前，忙碌的上班族可定在 7：00—8：00。

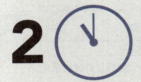 一般来说，即使六七点的早餐吃得不错，过四五个小时，储存的糖原也差不多用完了，这时可用低糖水果（如橙子、柚子、草莓、蓝莓、樱桃、梨等）作为加餐。

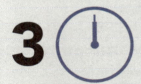 一般在 11:30—12:00 吃午餐，饭前可以喝点汤，饭后不宜马上午睡，最好休息一会儿再睡。

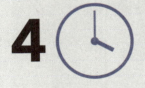 16：00 时，如果觉得饿，可以适量补充一点水果或下午茶，空腹容易导致胃溃疡和胃肠功能紊乱。

 一般在 17:30—18:00 吃晚餐，进食量以七分饱为宜，并注意补充杂粮和新鲜蔬菜。

喝茶益寿，关键要喝对

茶类	茶性	主要功效	适宜人群
绿茶	性偏寒	◎清热解毒、杀菌消炎 ◎抗辐射、防癌 ◎降血压、降血脂 ◎抗衰老	◎精力充沛者、面对电脑工作者 ◎经常吸烟喝酒者 ◎体质偏热、胃火旺者（症状如口臭、牙龈肿痛、大便秘结、口舌生疮、脸上长痘等）
白茶	性凉	◎降低血糖 ◎保护脑神经、增强记忆力 ◎减少焦虑 ◎改善睡眠	◎精神紧张、压力大者 ◎睡眠不佳者 ◎糖尿病患者
黄茶	性寒	◎保护脾胃 ◎预防食管癌	◎消化不良者 ◎食欲不振者
乌龙茶	性平	◎健胃消食 ◎消脂减肥、促进新陈代谢 ◎降低血脂、降低胆固醇 ◎防止肝脏脂肪堆积 ◎润肤润喉、生津除热	◎肚子胀、消化不良者 ◎肥胖者 ◎口干舌燥、嘴唇干裂者 ◎口臭者 ◎牙齿不好者
红茶	性温	◎暖胃补气 ◎促进血液循环 ◎调节血脂 ◎降低心脏病发生风险	◎女性、体寒及身体较虚者 ◎老年人及四肢酸懒者 ◎精神易紧张者 ◎免疫力低下者
黑茶	性温	◎养胃健胃 ◎助消化、解油腻、顺肠胃 ◎降低血压、调节血脂 ◎防止肥胖	◎体虚者、喜进肉食者 ◎胃肠功能不佳者 ◎高血压或动脉粥样硬化患者 ◎身体超重者

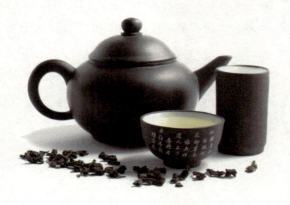

晨起一杯水，降低血液黏稠度

　　晨起后先空腹饮一杯水，能清洁消化道、活化肠胃道细胞，补充前一晚身体流失的水分，并稀释渐趋浓稠的血液，让身体由内而外苏醒过来，有益于接下来早餐的消化吸收，让身体进入一个良性循环。

晨起不喝水，到老都后悔

　　早上起来的第一杯水有"救命水"之称。因为早晨是一天中血压和血液黏稠度最高的时候，一杯温开水，对血液循环十分有利，可降低血液黏稠度，防止心血管疾病发生。另外，经过一晚上的睡眠，排汗、排尿、皮肤蒸发及口鼻呼吸等，已使体内流失不少水分，人体处于缺水状态，晨起一杯水，能及时补充前一晚流失的水分。

"第一杯水"怎么喝有讲究

　　最好是白开水：因为任何含盐、糖、油或兼而有之的饮品，不论浓度高低，都不具有白开水的保健功效，相反，可能还会造成血液的进一步"浓缩"。

　　最好是温开水：温开水对内脏器官有保暖作用，可以维持血液循环与肠道顺畅。

　　水量以不超过 200 毫升为宜：水被吸收后，血液会变稀，血量会增加，将加重心脏和肾脏的负担，因而要控制饮水量，建议喝100～200毫升就可以了。心力衰竭、肾衰竭患者，最好在医生指导下确定喝水量。

　　最好小口小口地喝：频率最好能保持与心率（成年人为70～80次／分钟）接近。

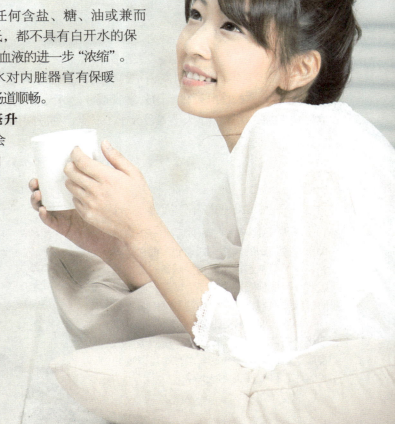

少量饮酒，多少为少

关于酒和健康之间的关系，世界卫生组织早就下了正式结论，就五个字："酒，越少越好。"

健康喝酒，多少为少

世界卫生组织国际协作研究指出，正常情况下，男性每天摄入的纯酒精量应不超过 20 克，女性应更少一些，每天摄入的纯酒精量应不超过 15 克。

应该用所含酒精的"克数"来计算饮酒的多少，而不能用酒的斤数、两数来计算，更不能用杯、盅来衡量。酒精摄入量推荐用如下公式来计算：

> **酒精摄入量（克）= 饮酒量（毫升）× 酒精浓度 ×0.8（酒精密度）**

例如：饮酒量为 150 毫升，酒的度数为 50 度，那么，酒精摄入量为：
$150 \times 50\% \times 0.8 = 60$（克）

喝酒与酒精性肝病

每天摄入酒精大于 80 克为"大量饮酒"，具有危险性。据观察，每天摄入酒精超过 80 克，连续 5 年，便可引发酒精性肝病；如果每天摄入酒精在 160 克左右，持续 10 年则可诱发酒精性肝硬化。国外学者报告，每天酒精摄入量为 80～150 克，肝硬化的危险性增加 5 倍；如每天摄入量大于 160 克，则肝硬化的危险性增加 25 倍。

医生不说你不知道

不要空腹喝酒，喝酒前吃一些富含淀粉和高蛋白的食物，如点心、面包、鸡蛋、牛奶等，这样可以减少肠胃对酒精的吸收，降低醉酒发生概率。喝酒时不宜同时喝碳酸饮料，否则会加速酒精的吸收。

其次，如果感到眩晕、恶心，可以取半个白菜心切丝，然后拌少量白糖和醋食用，这种方法能快速解酒；也可以喝些芹菜汁，可缓解头昏脑涨感。

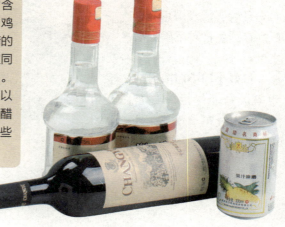

吃好一日三餐的黄金搭配

早餐：4 类食物给你一天好精力

一顿早餐若能囊括 1 份全谷类主食、1 份蔬菜、1 份水果、1 个鸡蛋，就是"营养充足的优质早餐"。而且，一餐混合的食物种类越多，对血糖的影响就越小。

早餐的主食

早餐的主食可以选择全麦馒头（花卷）、全麦面包代替精加工面粉类食物，选择全麦片或煮玉米（煮白薯）等代替甜麦片、油条等。早餐的主食也可以是饭团或面条。需提醒的是，糖尿病患者的早餐中一定要有主食。不吃主食，更容易发生低血糖。

选择一两种蔬菜

营养早餐应该包含一些含粗纤维的蔬菜，和主食搭配着吃。因为一天中早餐后血糖最难控制，吃主食之前先垫几口蔬菜，这样主食被其他食物阻隔，吃进去的速度变慢，在胃里的浓度不会快速升高，排空速度减慢，就不可能在短时间内吸收大量的葡萄糖到血液当中，血糖就不会快速升高。

选择一种水果

营养早餐还包含一些口味上呈酸性和粗纤维的水果，但不宜空腹食用。较适合的水果包括青苹果、梨、橙子、柚子、草莓、蓝莓、樱桃等，可在早餐后午餐前食用。

1 个鸡蛋很顶饿

研究发现，早餐摄取蛋类蛋白质的人，比早餐只吃小麦蛋白质的人更不容易饿。原来，鸡蛋可延缓胃的排空速度，延长餐后的饱腹感。同时，鸡蛋中的优质蛋白质和脂肪能提供持续平稳的热量，不仅让肚子饱的时间更长，还使人整个上午精力充沛。

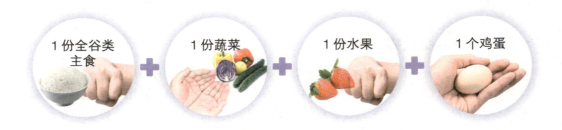

1 份全谷类主食　＋　1 份蔬菜　＋　1 份水果　＋　1 个鸡蛋

午餐：一荤一素一菇一汤

午餐最合理的膳食结构为：一荤一素一菇一汤。建议怕胖或吃素的人选择菌菇类食物，它们富含蛋白质，还含有铁、锌、钙等多种矿物质。食用菌还含有一类具有特殊健康价值的成分——菌类多糖。菌类多糖被证明具有提高免疫力、调节血脂、抗癌、抗血栓等作用。

一荤：颜色白一点儿

在饮食结构上要吃健康的肉：四条腿的最不好，所以猪、牛、羊肉要尽量少吃；两条腿的鸡、鸭好一些；而没腿的鱼是最好的。因为红肉摄入越多，心血管疾病的发生风险就越高，尤其是冠心病。注意午餐吃的肉不宜过多，如选择鸡腿，总量应不超过一个鸡蛋大小。

一素：高纤维、高钾

一些高纤维蔬菜，如菠菜、辣椒、胡萝卜等，可确保脑细胞获得充足的氧气，让人整个下午精神抖擞。另外，缺钾会导致人爱打盹，因此午餐宜多食含钾丰富的蔬菜，如菠菜、苋菜、芹菜、番茄、空心菜、莴笋、山药、鲜豌豆、毛豆等。

一菇：选择适合自己的

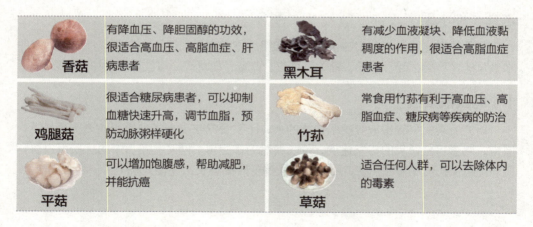

香菇	有降血压、降胆固醇的功效，很适合高血压、高脂血症、肝病患者	黑木耳	有减少血液凝块、降低血液黏稠度的作用，很适合高脂血症患者
鸡腿菇	很适合糖尿病患者，可以抑制血糖快速升高，调节血脂，预防动脉粥样硬化	竹荪	常食用竹荪有利于高血压、高脂血症、糖尿病等疾病的防治
平菇	可以增加饱腹感，帮助减肥，并能抗癌	草菇	适合任何人群，可以去除体内的毒素

一汤：选低脂肪食物做汤料

为了防止长胖，不妨选择午餐喝汤，因为午餐时喝汤吸收的热量最少。而晚餐喝太多的汤，会使吸收的营养堆积在体内，很容易导致体重增加。最好选择低脂肪食物做汤料，鲜鱼、虾米、猪瘦肉、去皮的鸡或鸭肉、兔肉、冬瓜、丝瓜、番茄、萝卜、紫菜、海带、绿豆芽、魔芋等，都是很好的低脂肪汤料，不妨多选用一些。

晚餐：清淡易消化，助眠为主

晚餐应选择含纤维素和碳水化合物多的食物，所以混入少量粗杂粮，能改善葡萄糖耐量，降低胆固醇，促进肠蠕动，防止便秘，对"三高"患者很有好处。晚上吃一些清淡易于消化的东西，如粥类，还有助于睡眠。

晚餐适合吃什么粗粮

"三高"患者宜吃莜麦面、荞麦面、玉米面、小米、燕麦等粗粮，这些粗粮中都含有较多的微量元素、维生素和膳食纤维，对改善葡萄糖耐量、降低血脂有良好的作用。

最好选不胀气、促睡眠的食物，如小米、燕麦等。干黄豆晚上吃容易胀气，不利于睡眠，不宜选用。

根据体质来选粗粮

身体状况	适合主食
胃肠不好	小米、大黄米和糙米
血脂高或身体肥胖	燕麦、玉米
贫血	小米、黄豆
体质较热	荞麦、绿豆
容易水肿	红豆、薏米

讲究吃的方法

晚上吃粗粮一定要讲究吃的方法。比如，多种粗粮混合着吃，可二合一或三合一。主食花样要经常变换，使粗粮既好吃，又容易接受。例如，牛奶加燕麦片粥、金银卷（白面、玉米面）、二米饭（大米、小米）、三合面糕（白面、豆面、玉米面），等等，大家可以试试。

当然，晚餐也可以喝点小米粥，喝粥前最好吃点主食，或者在粥里加点豆类、玉米、燕麦等粗粮，使血糖上升速度变慢。

"三高"患者的晚餐一定要偏素，以粗粮、蔬菜为主，以补充碳水化合物，而富含脂肪的食物吃得越少越好，甜点、油炸食物尽量不要吃。这样更有助于消化，胃和则眠安。如果晚餐吃得油腻，摄入热量高，热量消耗不掉就会储存在体内，使人难以入眠，也不利于健康。

清淡为主，多吃素食

晚餐宜清淡，以蔬菜等素食为主，应有两种以上的蔬菜，既增加维生素又提供纤维素。烹调以蒸、煮、烩、炖为佳，少用煎、炒、烤、炸。可常吃些以素菜为主的带馅食品，如饺子、包子、馄饨及打卤面等，既容易消化，又营养全面。也可以少吃一些健康的肉类。

晚餐不宜过咸

过咸是诱发与加重高血压的重要因素，特别是并发高血压、心脏疾病、肾脏疾病和水肿等病症的糖尿病患者，更应该吃得清淡些，每天食盐能控制在5克以下最好，必要时还应吃无盐饮食。

合理安排节日饮食，别"傻吃傻喝"

吃得多不如吃得杂

食物多样是平衡膳食的基本原则，可很少有人清楚怎样做才能算得上食物多样。其实，食物多样并不是吃得越多越好，而是应该种类尽量杂。遵循以下4个原则，能让你轻松实现食物多样的目标。

天然食物原则

一方面，很容易看出天然食物的原料是什么；另一方面，其营养成分得到了很好的保留，且不会有油盐超标、添加剂过多的风险。

类别全面原则

每日需要摄入的食物种类最好包括以下4类。第1类是提供淀粉的主食，包括大米、杂豆、山药、土豆等。第2类是提供膳食纤维和维生素的食物，包括水果、蔬菜等。第3类是提供大量蛋白质的食物，包括畜肉、禽肉、鱼肉、蛋类。第4种是提供优质蛋白质并且富含钙的食物，包括奶类、豆制品和坚果。

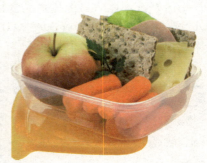

食物调换原则

要实现食物多样，在同类食品当中，应当经常挑选不同种类、不同品种的食物。比如，用小米等粗粮代替大米，若经常吃些杂豆、薯类，就更符合多样化的原则了，每天主食原料应该不少于3种，蔬菜要吃4种以上。

总量不变原则

食物多样化最重要的原则是，盘子中的总量一定不能变，吃了这一种，就要换掉另一种，或者另一种要减量。如果吃了粗粮，就要减少精白米面的量；如果吃了鱼，就要减少肉的量；如果吃了瓜子，就要减少花生的量。

如何量化一日三餐的食物多样性

谷类、薯类、杂豆类的食物每天3种以上，每周5种以上；

蔬菜、水果和菌类的食物每天4种以上，每周10种以上；

鱼、蛋、禽肉、畜肉类的食物每天3种以上，每周5种以上；

奶类、豆制品、坚果类的食物每天2种，每周5种以上。

肉的制作要以清蒸为主

蒸，是一种历史悠久的烹饪方法，可以追溯到 1 万多年前的炎黄时期。我国素有"无菜不蒸"之说。蒸菜并非人们印象中的那样菜式单一，它不仅适用于荤素各种食材，还具有丰富的口感和千变万化的搭配。

蒸出美味的诀窍

蒸是用水蒸气加热的烹饪方法。蒸菜不上火，清淡养胃，保持原汁原味，色香味俱全，几乎是最能保留营养成分的烹饪方法。

要想蒸出美味，需要掌握两个诀窍：一是火候，二是时间。一般来讲，鸡蛋羹、双皮奶用中火蒸，能避免出现蜂窝状的情况，获得鲜嫩滑爽的口感。造型类菜品为了保持造型，也需要用中火。其他食材和菜式都应该用大火。如果用小火，水蒸气不够，食材不容易熟，不但口感会变老，时间长了还易变质。时间上，体积较大的食材需要的时间长，小块或者片状的食材需要的时间短。肉质坚韧的猪、牛、羊肉要较长时间才能熟烂，而鱼、虾约需 5～10 分钟，叶菜类只需要 2～5 分钟。

粉蒸：口感软糯浓香

粉蒸是将玉米粉、澄粉或米粉和食材拌匀后再蒸的方法，特点是软熟滋糯、荤素皆宜。肉类为主的菜品有粉蒸肥肠、香菇滑鸡、小笼牛肉、粉蒸排骨等。通常要提前将原料腌制入味，可选择咸鲜味、麻辣味、五香味等。相比其他蒸菜，粉蒸肉类的味道更浓郁，又比一般的炒菜增加了特殊的软糯口感，很受人喜爱。

清蒸：突出食材原味

最适合清蒸的食材包括柴鸡、土鸭、乳鸽以及甲鱼、鱼、虾、蟹、贝等海鲜，如蒜蓉粉丝蒸扇贝、虫草鸭、清蒸鲈鱼、花雕蒸蟹等。一般我们做海鲜习惯用沸水白灼，但这样会流失海鲜的部分营养，也没有清蒸的味道鲜美，所以海鲜最好清蒸。鸡鸭和甲鱼最好隔水蒸；鱼、虾、贝类则适宜干蒸，即直接装盘放入蒸锅中。

清蒸是少油少盐、健康原味的做法。清蒸鱼能保证鱼中的营养不流失，而且味道鲜美，也容易操作。

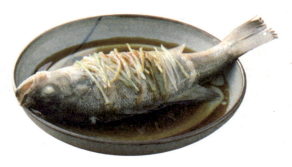

煲汤时加点粗粮

提到煲汤时的配料，可能很多人首先想到的是冬瓜或萝卜。其实，煲汤时加点粗粮，会有一些意想不到的健康功效。

炖排骨加玉米

排骨美味，但脂肪含量较高，可达 30% 以上。在炖排骨时加几段清甜的玉米，不但能增加维生素和微量元素的含量，还能去油腻，让汤更加鲜美清爽。炖的时候，直接加入玉米段即可。

煲鸭汤加绿豆

鸭肉性偏凉，具有滋五脏之阴、清虚劳之热等功效，可以清热去火，适合苦夏或上火者食用，而绿豆也有消暑清热的功效，所以绿豆老鸭汤是夏天的绝佳补品，其做法很简单：将一把绿豆洗干净后连同鸭子一起放入锅内，煮熟调味即可。

煮羊肉汤加大麦

大麦性微寒，既可健脾益气，又有助消化的功效，加入羊肉汤不仅可以中和羊肉的热性，使人不易上火，还可以健脾开胃，对脾胃虚弱者颇为有益。先用羊肉熬汤，大火烧沸，再用小火煮熟。然后将羊肉捞起，用汤煮大麦，小火炖熬至大麦熟透即可。

熬鸡汤加薏米

薏米性微寒，不太适合煮粥或者单吃，而与具有温补作用的鸡肉一起煲汤却是个不错的选择，还能起到健脾补虚、预防感冒的作用。炖煮前，放几颗大枣进去，味道会更柔和。

薏米与温性食物，如鸡肉、大枣、枸杞子等一起煲汤，具有很好的滋补作用。

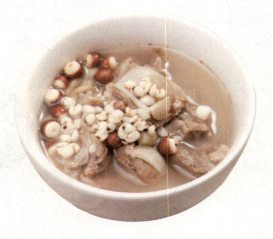

将一部分肉类用豆制品代替

如果餐中没有肉，或者正处在特殊时期暂时不能吃肉（如痛风发作期），可用豆制品来代替，以提供优质蛋白质。

豆制品——餐桌上的"蛋白大王"

大豆的蛋白质含量在 35% 以上，具有其他食物不可比拟的优势，而肉中蛋白质的含量只有 10%～20%。大豆的蛋白质和谷类的蛋白质可以形成互补，在进食大豆食品的同时吃谷类食物，蛋白质的利用率就更高了。

物美价廉的豆制品备受推崇，被称为"蛋白大王"，还含有丰富的铁和锌。豆制品在营养结构上和肉类很相似，正因为这样，有些人才把豆腐、豆浆、豆腐脑等豆制品看成肉类的替代品。经常吃些豆制品，既可改善膳食的营养素供给，又可避免吃肉过多带来的影响，因为豆制品的胆固醇含量远远低于肉、蛋、奶。

豆制品应吃多少

《中国居民膳食指南（2022）》建议每人每天摄入 50 克大豆或相当量的豆制品。注意，如果早上喝豆浆，其他豆制品的食用量应略减。

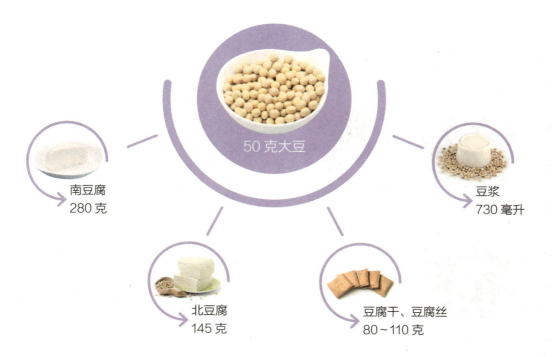

50 克大豆

南豆腐
280 克

豆浆
730 毫升

北豆腐
145 克

豆腐干、豆腐丝
80～110 克

坚果热量高，吃时悠着点

节日的正餐主食多以油腻食品为主，所以，零食应以开胃、理气、消胀、降火、通腑为特点，如饭后两小时左右可吃坚果等，以开胃通便，但是坚果热量高，吃时需悠着点儿。

适量吃坚果有助于护心控糖

美国哈佛大学研究者发现，适量吃坚果能预防糖尿病、心脏病，就在于坚果中含有多不饱和脂肪酸、膳食纤维和镁，有调节胆固醇代谢、控制血糖、强心的作用。所以，每天吃点坚果对动脉硬化、心血管疾病、糖尿病患者是有好处的。适合心血管疾病、糖尿病患者的坚果有很多，包括核桃、花生、葵花子、杏仁、山核桃、松子、开心果、栗子、榛子等。

坚果虽好但不能多吃

坚果小小的体积下蕴藏着较高的热量。比如，一把10来粒的花生米，可能相当于1两米饭供应的热量。越来越多的糖尿病患者注意到，光控制糖的摄入量是远远不够的，还必须控制热量，这样血糖才不会忽高忽低。

大部分坚果是高脂肪食品，其脂肪含量在35%～80%，能榨出油来。并且坚果体积小而热量密度高，很容易吃多。因此，吃坚果一定要控制量，每天1小把的量最为理想。同时，要把坚果的热量从主食里扣除。例如，吃75克的带壳葵花子，应减少2两米饭。

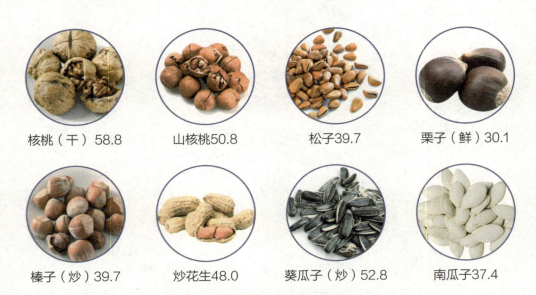

核桃（干）58.8　　山核桃50.8　　松子39.7　　栗子（鲜）30.1

榛子（炒）39.7　　炒花生48.0　　葵瓜子（炒）52.8　　南瓜子37.4

每100克所含脂肪量（克）

吃夜宵不胖不伤身的方法

　　经常吃夜宵的人，胃部负担长期过重，比一般人更容易患胃癌。但是，由于工作、学习需要而熬夜的"夜猫子"，凌晨往往"饥寒交迫"，这个时候吃点夜宵，补充点能量是非常必要的。那么应该如何选择夜宵种类呢？

营养粥是健康夜宵的首选

　　粥既能提供饱腹感，又属于低热量、低脂肪的食物，而且味道鲜美、润喉易食、营养丰富、易于消化，因此是夜宵首选。鱼片粥、猪肝粥、牛肉粥都可以。其实，吃点八宝粥也是不错的选择，对于调养肠胃、缓解工作压力都很有好处。

吃夜宵选择食物三原则

　　偶尔吃夜宵，选择食物应坚持三原则：

　　最好别吃油炸、烧烤类食物，因为高温烧烤食物会产生致癌物。

　　不宜吃方便面等快餐食物，这类食物含油量高、营养不均衡，很容易使人发胖。

　　选择清淡、容易消化的食物，粥就是很好的选择。当然也可以选择一些低热量的清汤。

　　对于女性来说，夜宵最好选择高钙、低脂的食物，糙米或麦片是完美选择，特别适合既需补充营养又想保持身材的女性。

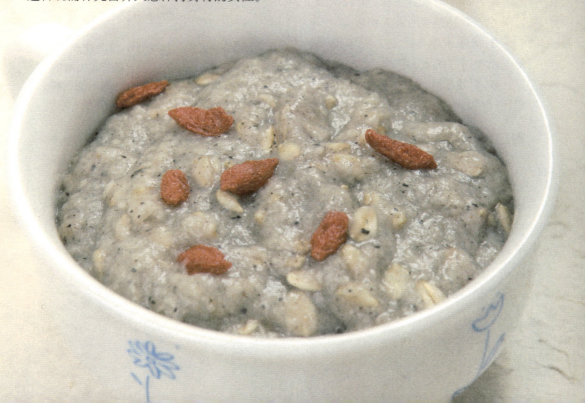

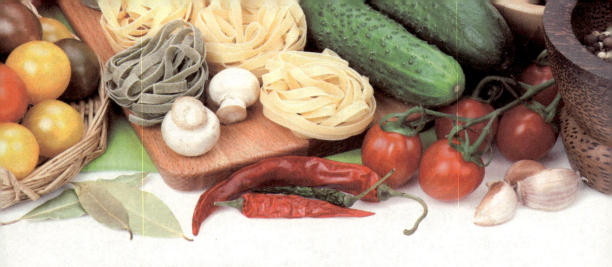

伤食了，更要养护脾胃

过节时饮食自然丰盛，一些人不注意自己的消化能力，导致腹胀、腹痛、消化不良、饮食不振，中医称为"伤食"。下面介绍几种消食除胀、健脾养胃的饮食妙招。

快速促进消化的食疗方

1 过食油腻而致积滞腹胀者，可吃一两个橘子，能开胃消食。

2 生吃 1 个苹果，可消积食、排肠气。

3 山楂适量，榨汁 1 杯，可治肉食不化；山楂去核炒焦，研成细末，加糖少许，用沸水冲调饮服，可治伤食腹泻。

4 用生萝卜榨汁 1 杯，分数次服下，可治吃豆制品过多所致的伤食。

5 优质米醋 1 汤匙，兑米汤喝，可治吃蛋类过多所致的伤食。

6 生姜 3 片，加入适量米酒，加热服用，可治吃面过多所致的伤食。

胃口差用鸡内金

鸡内金可以消食化积，在民间有"化食丹"之称。无论是何种饮食积滞，如肉积、谷积等，用鸡内金均有显著的消食作用。如用于肉积，常与山楂同用。所以，腹胀、积食明显的人，可用些鸡内金。取洗净晒干的鸡内金 3 克，煎汁饮服，还可治伤食呕吐。

胃痛多吃干的，少喝粥

胃炎、胃下垂、胃溃疡患者，平时要吃干的主食，最好是发酵的食物，如馒头、不含油脂的面包等（比较容易消化）；避免吃酸、辣、硬、凉等刺激性食物。

因为吃干的需要咀嚼，唾液能分泌有助于消化的淀粉酶，可减轻胃肠负担；喝粥的时候人们往往直接下咽，这会增加胃肠负担；另外，大量的汤水会冲淡消化液，加重消化不良症状。

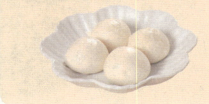

第4章

迈开腿
运动是免费的
"良医、良药"

运动对了健身，运动错了伤身

1357 护心锻炼原则

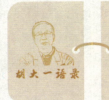

胡大一语录

心血管疾病的预防不是突击式的，而是一辈子的事。要把运动整合到我们每天的工作、生活中，才能常年坚持。缺乏运动引起的体质下降是慢慢发生的，要扭转这个进程，同样需要一段时间。重要的是坚持，而不是速度。

掌握了"1357 护心锻炼原则"，运动既能保持规律又不会过量。

护心运动要牢记"1357"

我们都知道，运动是最好的护心良方，但生活中大多数人并没有养成很好的运动习惯，想起来了就练练，忙了就丢在一边。殊不知，运动不规律、强度不够，根本达不到锻炼心脏的目的。为此，护心运动要牢记"1357"。

1357 护心锻炼原则	
1	1 天至少运动 1 次
3	每次连续运动不少于 30 分钟
5	每周运动不少于 5 天
7	运动时最大心率不超过"170 减去自身年龄"所得的数

衡量运动是否适中的方法

在运动过程中保持适中的运动量很重要，衡量方法有以下几点：

1 运动过程中稍稍出汗，轻度呼吸加快，但不影响正常对话。

2 运动结束后，心率可在 5～10 分钟恢复到正常。

3 运动后身体轻松愉快，没有持续的疲劳感或者其他不适感，即便出现疲乏倦怠或肌肉酸痛，也可在短时间内消失。

4 运动后食欲和睡眠良好。如果运动后休息 10～20 分钟心率仍不能恢复正常，出现疲劳、心慌、食欲减退、睡眠不佳等情况，则为运动量过大，应该酌情减少运动量；反之，在运动中可以自如唱歌、运动后身体无发热感、没有出汗，心率无变化或者在 2 分钟内迅速恢复，则表示运动量不足，可适度增加。

医生不说你不知道

在此，特意教给大家查运动心率的方法：运动刚结束时数脉搏（心率）15 秒，再乘以 4 即得出 1 分钟的脉搏。如果运动后时间稍长才查脉搏，不妨在查出的脉搏数上加 10，基本就是运动心率了。

体检、热身、放松一个不能少

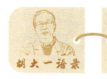

运动过程也有讲究，应该分为三个阶段：5~10 分钟的准备活动，20~30 分钟的训练活动，5~10 分钟的结束整理活动。

锻炼除了运动本身，热身和放松也必不可少。

开始锻炼前要检查

开始锻炼前要进行一次彻底的身体检查，包括血压、血脂、血糖、心脏、肾功能等。

运动前，对自己的体质要有所了解。例如，通过心电图可以诊断出心律失常、心肌梗死等显性的、处于发病期的心脏疾病；做运动平板试验能观察心脏是否存在隐患。

骨密度检测可测定骨钙含量，诊断骨质疏松，预测骨折阈值，医生可据此判断被检测者是否适宜强度较大的运动。

热身运动不可少

心血管准备活动应先于主要身体活动，因此可以进行快步走或慢跑 2 分钟以上的活动，主要是为了适应心血管系统，降低因心脏冠状动脉缺血而引起的心率异常的危险性。

在心血管准备活动之后可以做一些伸展性体操和静力性拉伸，使身体各器官充分活动开，预防肌肉拉伤。

热身活动一般 5~10 分钟，天气冷时可长一些，达到 10~20 分钟，天气热时可短一些，约 3~5 分钟。

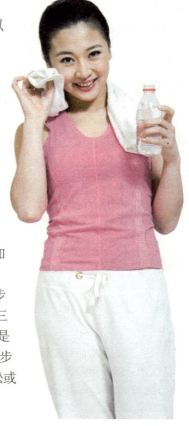

逐渐减慢运动，放松身体

锻炼后的整理活动有助于加速代谢产物的清除，加快体力恢复。

整理活动内容大致有 4 类：一是 1~2 分钟的缓步慢跑或步行；二是下肢柔软体操和全身的伸展体操；三是下肢肌肉群的按摩或自我抖动肌肉的放松动作；四是呼吸练习（腹式呼吸）和放松气功。安排顺序可先缓步慢跑或步行，同时做四肢伸展活动，然后做专门的放松或呼吸练习，让心率慢慢降下来。

先有氧后力量，重视柔韧性运动

除了日常活动，如家务、工作、交通往来的活动，主动性的运动形式多种多样，主要有有氧运动、抗阻运动（肌肉锻炼）、柔韧性运动。为了有效运动，应先进行有氧运动，后做抗阻运动，同时重视柔韧性运动。

有氧运动

常见的有氧运动有：步行、慢跑、骑自行车、游泳、爬楼梯、跳广场舞、打羽毛球等。有氧运动不仅可以增加冠状动脉的弹性，代偿性地改善冠状动脉的供血供氧能力，还能稳定血管斑块，提高血液流动性，减少新发病变，有益于防控冠心病的危险因素，如高血压、血脂异常、糖尿病及肥胖等。此外，有氧运动强度较小、不剧烈，很适合老年人以及有高血压、冠心病或做过心脏支架手术的人群。

抗阻运动

抗阻运动指在哑铃、运动器械、弹力带等的阻力下进行的主动运动。与有氧运动相比，抗阻运动能预防和控制心脏病和2型糖尿病（肌肉越发达，血糖越稳定），强壮骨骼和关节，预防摔倒。

坚持每周进行2~3天的抗阻运动，隔天进行。一天8~10个动作，每个动作做3组，每组重复8~15次。抗阻运动最好隔天进行，不要天天练习，以免恢复不足导致疲劳和损伤。

医生不说你不知道

身体温度升高后，拉伸效果比较好。温度升高有两种方式，一种是先做有氧运动，另一种是泡完热水澡后再做拉伸。中老年人常患肩周炎，建议大家先做有氧运动，待身体热起来后再做拉伸，这样会事半功倍。

柔韧性运动

柔韧性运动是指太极拳、瑜伽、舞蹈等轻柔的、伸展的运动形式。缓慢的拉伸有助于减轻运动后的肌肉酸痛。伸展运动还能增加关节的滑液，提高关节润滑度，为关节软骨提供更多的营养物质。

训练方法：可以做静力性拉伸，也可以做动力性拉伸。每一个部位拉伸时间6~15秒，逐步增加到30秒，如耐受性好可增加到90秒，在此期间要保持正常呼吸，强度为有牵拉感觉的同时不感觉疼痛。每个动作重复3~5次，总时间5~10分钟，每周进行3~5次。

运动中及时补水

运动医学研究发现：为防止运动脱水，在运动前、运动中和运动后，都需要适量饮水，即少量多次，每次补充100~200毫升水，一小口一小口地喝。白开水通常是最好的选择。如果锻炼时间比较长，可以选择一些含有碳水化合物的饮料，补充热量。如果出汗量大，则最好补充含有一定量电解质的运动饮料、盐水、菜汤等。

什么样的运动是良医

科学、有规律的运动可改善心血管和呼吸功能，提高心肺耐力，降低冠心病的发生风险，降低多种疾病的发病率和死亡率，有预防和改善慢性病的作用。

规律锻炼的人更长寿

倘若一个人在心脏健康的状态下适当锻炼，给予心脏刺激但又能保持稍慢的心率，就可以在一定程度上延长寿命。60 岁的人可能会有 30 岁的心脏。希望大家都动起来！

不过，运动时间太长、运动强度太大，会增加肌肉劳损甚至猝死的可能性，所以我们强调适当运动。

运动强度

运动强度指单位时间内运动的能耗水平或对人体生理刺激的程度，分为绝对强度和相对强度。国际上通用的表示绝对强度的单位是代谢当量（MET，梅脱），相对强度属于生理强度的范畴，一般使用最大心率的百分比来表达。

逐步提高运动量

1代谢当量 = 耗氧量 3.5 毫升 /（千克体重 / 分钟） =1千卡 /（千克体重 / 时）	
低强度运动	<3.0代谢当量
中强度运动	3.0~6.0代谢当量
高强度运动	>6.0代谢当量

就运动强度而言，中强度运动有助于减肥、降低疾病发生风险。中强度运动不会增加食欲，能保持机体物质能量供给与支出的负平衡。一般来说，中强度运动需满足 3 点：

1 运动时呼吸加快但不急促，心率达到最大心率（220- 年龄）的 60%~70%。

2 能持续运动 10~30 分钟，微微出汗，感觉稍累。

3 第二天起床后没有疲劳感。

如果你希望心血管保持健康状态，可从低强度运动开始，再逐渐过渡到中强度运动。

运动强度	自我感觉	运动形式
低	运动中能轻松自如地谈话、唱歌；心率、呼吸没什么变化，不出汗	家务劳动、摆弄花草、提笼遛鸟、散步、打太极拳、练气功、钓鱼等
中	需用力但仍可以在活动时轻松地讲话	快走、跳舞、游泳、打网球、打高尔夫等
高	需要更多地用力，心率更快，呼吸急促	慢跑、快速蹬车、比赛训练或干重体力活（如举重、搬重物）等

特殊人群需要制订运动方案

特殊人群，如有冠心病、高血压、糖尿病等慢性病的人，需要按照运动方案去锻炼。还有一些有较严重疾病的人，如做过心脏支架手术的人，最好在医务人员监督下运动。

制订运动方案的程序

1 明确运动的目的。

2 一般的医学检查，对个体的身体素质和疾病状态进行评价。

3 对运动中的心血管反应进行观察。

4 了解感兴趣的运动方式。

5 制订合理的运动方案。

"三高"人群运动有讲究

合理的运动方案，应包括运动方式、强度、时间、频率、消耗目标和注意事项等。

高血压：要关注心血管反应，有人从1楼走到3楼，血压升了20毫米汞柱，而有人就升了40毫米汞柱，需要观察。患高血压的人运动应缓慢有节奏，体位变化不复杂，不过分低头（头不要低于胸部）、弯腰，不要闭气，否则会引起血压大幅度波动。

冠心病：步行对冠心病患者尤为合适，出院恢复期患者从出院第二天就应开始步行训练（步行时随身携带硝酸甘油）。注意，感冒或发热后，要在症状消失两天以后再恢复运动。

糖尿病：血糖控制不佳，明显低血糖或血糖波动较大者，应暂缓运动。比如，空腹血糖15.7毫摩尔/升了，应该先用降糖药降糖，等把血糖控制平稳后，再进行运动。另外，运动前准备些饼干、糖果等甜食或果汁，以免运动中出现低血糖。

慢性病的运动方案

运动方式：以散步、太极拳、游泳、跳健身舞、做健身操、扭秧歌、钓鱼、骑车、练气功等中低强度有氧运动为主。

运动时间：17：00-18：00心脏跳动和血压的调节最为平衡，锻炼时间宜安排在下午和傍晚。

心率：一般慢性病患者可按一个公式计算，即：运动时最大心率（次/分）=170－年龄。运动时心率如果超过上述得数，就要注意，如果这一数字再上升10%就有危险了。

心脏支架手术后运动中突发不适时的急救、自救

运动过程中如有以下症状，应马上停止运动：胸痛，有放射至臂部、耳部、颌部、背部的疼痛，头晕目眩，过度劳累，气短，出汗过多，恶心呕吐，脉搏不规则等。

若停止运动5～6分钟后，上述症状仍持续，或含硝酸甘油10分钟症状无缓解，请立即到医院就诊或拨打急救电话。

延缓衰老的运动，让你多活十年

易行易坚持的运动是走路

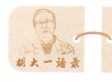

过于剧烈的运动并不适合大多数中老年人，最提倡的运动是走路，而且运动要有持续性才更有效。

走路安全性高，人人都可以做。对于患有高血压和糖尿病的人，走路对其血压有好处，对心血管没有损伤。即使是得过心肌梗死的人，走路也是对心脏影响最小、最安全的方式，不过要在病情稳定后进行。对中老年人来说，最提倡的运动就是走路。

走路的要领

1 散步时应全身放松，眼观前方，自然而有节律地摆臂（摆臂动作可以加速脂肪燃烧），摆臂幅度在 30～45 度为宜。为了让全身自然放松，要去除杂念，做到心境清宁，可适当活动肢体，有意识地调匀呼吸，把注意力集中到呼吸上来，然后从容迈步。

2 快走时，应配合正确的摆臂姿势，即曲臂摆（可以像跑步一样，双手握拳，手臂弯曲 90 度，稍微增加摆动幅度），因为直臂摆容易使胳膊充血，引起不适。

步速量力而行

美国匹兹堡大学一项研究发现，走路快的人的死亡率比走路慢的人更低。因为快走对心血管和呼吸系统有着很好的锻炼效果。因此，建议身体正常的人多快走（步速约 75 米／分钟）。

心肺功能不好的人宜采用速度缓慢、全身放松的步行，可以选择在风景优美的环境步行 2 千米左右，运动时脉搏控制在 110 次／分钟左右。随着病情好转，可适当加大运动量，运动时脉搏可以达到 130～140 次／分钟。

每天至少走路40分钟

为保证锻炼效果，应每天至少走路 40 分钟。提倡每天走 6000 步或 10000 步，其实就是对锻炼时间的量化处理。按每秒走约两步的频率计算，6000 步大概需要走 40 分钟，而 10000 步则需要一个多小时。

游泳，很适合肥胖的中老年人

随着人们物质生活水平的提高，肥胖者日益增多。肥胖对人体的危害很大，主要表现在肥胖者易患冠心病、高血压、糖尿病等。于是，各种各样的减肥方法应运而生。然而，实践证明，防治肥胖的最佳方法还是运动。

游泳适合减"内脏脂肪"

其实有氧运动都适合减"内脏脂肪"，但需注意的是运动要持续45分钟以上。因为较长时间的运动可以动员人体的脂肪库，这就需要由脂肪来提供能量，进而消耗大量的脂肪，达到减肥的目的。游泳、慢跑和快走是最适合减"内脏脂肪"的运动。其中，游泳需要借助水来运动，水可以更好地帮助消耗热量。而慢跑、快走不受场地限制，运动形式简单，易让人坚持下去。

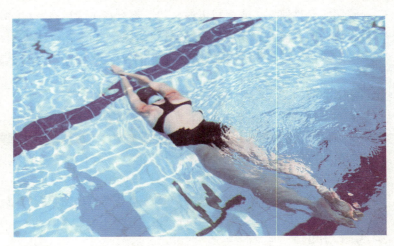

肥胖者运动要护好腰和膝关节

肥胖者运动首先应注意护腰。对于肥胖者来说，腰椎包裹在厚厚的脂肪中，适应力会差一些。突然进行大量的运动会在短时间内给"倦怠"的腰椎增加过大的压力，导致腰椎无法承受。因此进行练习时，一是要确保自己的姿势正确，二是不要勉强尝试太大的重量。

其次是要保护好膝关节。由于自身较重，肥胖者在跑步时，膝关节承重过大，易受到损伤，容易出现踝关节肿痛、膝关节炎症性疼痛等症状。所以肥胖者可以选择游泳、功率自行车、水中有氧操等能较好保护膝关节的运动方式，同时注意加强大腿的力量，以有效地减轻膝关节损伤。

做伸展运动对一般人来说能提升健身者的柔韧性，但对肥胖者来讲，伸展运动是非常危险的，它能造成腰部的肌肉损伤。特别是弯腰摸脚趾这个动作，肥胖者最好不要去做。

每周慢跑一次，阻击消化病

慢跑能增强胃肠功能，使消化液分泌增加，促进食物的消化和营养成分的吸收，并能改善胃肠道的血液循环，促进新陈代谢，推迟消化系统的老化，避免或减少胃癌和肠癌的发生。

跑步动作和呼吸方式

跑步时，步伐要轻快、富有弹性，脚掌柔和着地，身体重心起伏小，左右晃动幅度小，步幅小，动作均衡，且要跑在一条直线上。注意呼吸要与跑步的节奏相吻合，一般是二步一呼、二步一吸；也可三步一呼、三步一吸，并且要同时用鼻和半张开嘴（舌尖卷起，微微舔上颚）的方式呼吸。

健身跑的速度要慢

不同的跑速对身体的刺激是不同的，慢跑对心脏的刺激比较温和。常规慢跑速度为每 30 分钟 6 千米。

慢跑的强度

每个人的基础脉搏数是不一样的，比如，有的中老年人心律过缓，晨脉每分钟才五六十次，而有些中青年人的晨脉会达到每分钟七八十次。因此，应根据自己的晨脉数 ×（1.4 ~ 1.8）所得到的每分钟脉搏数，来控制初期慢跑的强度。

哪些情况不适宜跑步

近 3 个月曾发生过心绞痛者；
做轻微动作就觉胸痛者；
重症瓣膜病患者；
患先天性心脏病，运动能引起发作者；
病理性心脏肥大者；
高度心律不齐者；
服降压药后，血压仍在 180 / 110 毫米汞柱以上的严重高血压患者。
术后未满 3 个月者。

一周缓速慢跑 3 次可以延长寿命

丹麦科学家发现，以缓速或中速进行少量慢跑（每周慢跑 1~2.4 小时）的人最长寿。最佳的慢跑频率是每周不超过 3 次。研究人员证明，缓速慢跑相当于平常的剧烈运动，而剧烈慢跑相当于非常剧烈的运动。假如你的目标是降低死亡风险和提高预期寿命，那么每周以中等速度慢跑几次是一个不错的策略。更大的运动量，如跑马拉松，不仅是不必要的，而且可能是有害的。

练虎戏，养肾就是养命

五禽戏是通过模仿虎、熊、鹿、猿、鸟（鹤）5种动物的神态和动作来保健强身的一种功法。常练五禽戏，可活动腰肢关节、壮腰健肾、疏肝健脾、补益心肺，从而达到祛病延年的目的。中医认为，五禽戏的5套动作：虎戏主肾、鹿戏主肝、熊戏主脾、猿戏主心、鸟戏主肺。在这里，我们仅介绍一下练习五禽戏的动作要领以及可固肾的虎戏基本动作。

五禽戏动作要领

1 呼吸均匀。呼吸自然平稳，悠悠吸气，轻轻呼气，可以用鼻呼吸，也可以口鼻并用。

2 意守丹田。在精神的指挥下，有意识地诱导思想专注于丹田，进行呼吸吐纳，做到上虚下实。

3 全身放松。在保持正确姿势的前提下，各部分肌肉应尽量放松，精神也要放松，做到舒适自然。

4 形神皆似。形，即练功时的姿势，如练虎戏时，要表现出威猛的神态，目光炯炯有神，摇头摆尾，扑按搏斗等；神，即神态、神韵，练习时要做到"惟神是守"。

练虎戏可固肾保阳

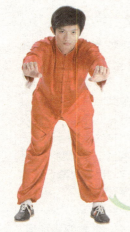

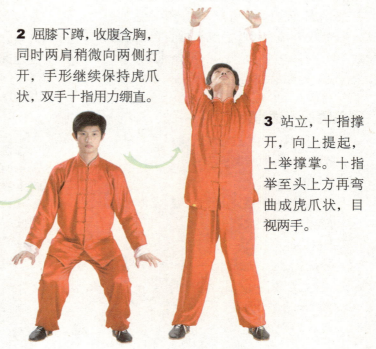

2 屈膝下蹲，收腹含胸，同时两肩稍微向两侧打开，手形继续保持虎爪状，双手十指用力绷直。

3 站立，十指撑开，向上提起，上举撑掌。十指举至头上方再弯曲成虎爪状，目视两手。

1 五指张开，虎口撑圆，第一、二指关节弯曲内扣，模拟老虎的利爪，上体前俯，两手尽力前伸，塌腰伸膝，臀部后顶，对拉拔长腰部。

两手托天，气血调和周身畅

八段锦起源于宋代，在明清时期逐渐发展起来，比较详细的记载见于明朝冷谦的《修龄要旨》。八段锦是一种调理气血、畅通经脉、灵活筋骨的运动，其功法分为8段，故称"八段"，分别为"两手托天理三焦，左右开弓似射雕，调理脾胃须单举，五劳七伤往后瞧，摇头摆尾去心火，双手攀足固肾腰，攒拳怒目增气力，背后七颠百病消"。其中，"两手托天理三焦"是针对三焦的锻炼，有助于促使全身的气血流通，方法如下。

练习方法

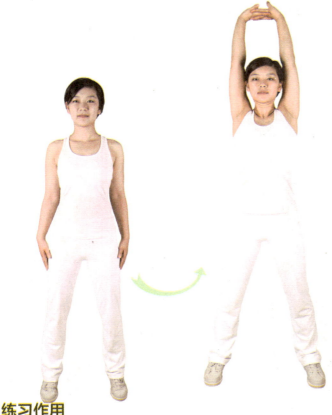

1 自然站立，双脚分开与肩同宽，双目直视。

2 双手缓缓抬至头顶，手掌向上交叉合并，同时头部随着手的抬起向上仰起，双脚同样跟随手的抬起而慢慢踮起，双掌向下，并在体前缓缓放下，直至小腹，反复6次。

练习作用

疏理三焦，调和气血，抗衰老。

注意事项

动作应与呼吸协调配合，手臂上举时深吸气，足跟离地站立的片刻，呼吸可稍停顿，两臂放下时深呼气。

动作要讲究"圆活"，不要太"直来直去"，这样有利于血液运行。

太极云手，保持心肺好功能

随着年龄的增长及运动量的下降，老年人心血管弹性降低，呼吸肌及肺泡萎缩，关节灵活性、柔韧性均减弱，心肺功能和平衡能力亦有不同程度的下降。多练习太极云手，能够明显地改善这些状况。

练习云手的步骤

1 站立，重心在左腿上，右脚向右，侧行开步；右手向下、向左、向上依次画弧。

2 左手向上、向左画弧配合吸气；同时小腹内收，膈肌上提，胸廓扩展。

3 重心移到右腿上，左腿提起向右脚并步（小开步），左手向上、向右画弧，右手向右边旋边推掌，配合呼气。

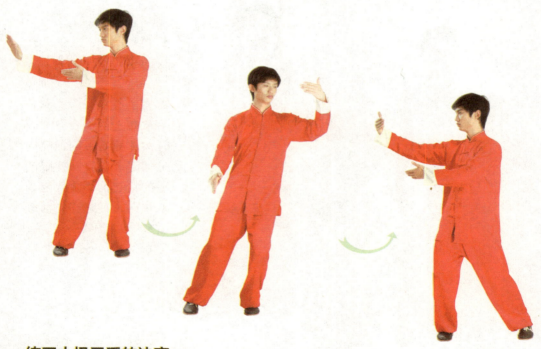

练习太极云手的诀窍

太极云手，表面看起来是手的摆动，实际上是用腰带手，先向左松腰、转腰，然后带动手，而不是孤立地摆动手。所以太极拳歌诀里说："刻刻留心在腰间，腹内松静气腾然。"

练太极云手不但要以腰为轴，还要将意念灌注于腰间，并且气力、想象都要注重丹田、气海、命门这些部位，使整个腹部的气血非常流畅。腰部在练拳时要求"松""沉"，就是为了"气沉丹田"。

放风筝，养目护颈椎

放风筝时，挺胸抬头，左顾右盼，可以保持颈椎、脊柱的肌张力，保持韧带的弹性和脊柱关节的灵活性，有利于增强骨质代谢，增强颈椎、脊柱的代偿功能，既不损伤椎体，又可预防椎骨和韧带的退化。放风筝实在是老祖宗留给我们防治颈椎病的一个好方法。

老年人要注意安全

老年人放风筝时要注意做好准备运动，避免猛然转头。放风筝时，头颈需较长时间后仰，如果在放风筝前颈部没有完全活动开，长时间的后仰会加重大多数老年人本来就存在的椎动脉受压、痉挛等症状，引起脑部供血、供氧不足进而导致颈源性眩晕，引发站立不稳等危险事件发生。

老年人在放风筝前，要做 5~10 分钟的颈部准备活动：眼睛应以平视为主，头颈平仰交替，活动幅度慢慢加大，不宜一开始就大幅度地活动颈部。

放风筝的注意事项

1 尽可能选择公园、广场、郊区、田野等宽阔平坦的场所，因为放风筝时人经常要倒行，而且注意力多集中在空中，需要特别注意，防止绊倒摔伤。

2 老年人的眼部功能已开始退化，可能出现退行性病变，戴墨镜可防止紫外线对眼睛的伤害。

3 注意仰头不宜过久。仰头太久，容易造成颈肩部肌肉紧张、疲劳，加重病情。特别提醒有椎动脉供血不足者，在放风筝时要尽量避免突然转头，防止椎动脉供血不足而发生脑血管意外。

4 糖尿病患者要量力而行。运动前要充分活动颈部、腿部，运动中尽量避免来回奔跑。

5 一次放风筝时间不宜过长，尤其是初放风筝者易因长时间仰头而疲劳，一般每次 2~3 小时即可，否则可能适得其反，更不利于颈部的放松。

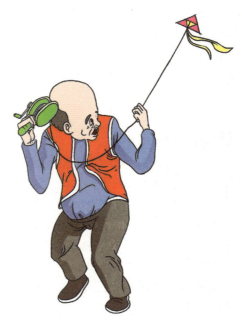

"心血管体操"——与山共舞

人在爬山时每一步都需要付出比平时大许多倍的体力。爬山者有一个共同的感觉:心脏跳动加速、呼吸频率加快。初爬者还有很强的肌肉疲劳感。这种以肌肉耗能为主的人体心血管系统运动,被称为"心血管体操"。

爬山形成了独特的心血管运动特点

双腿交替攀登,使双腿肌肉收缩,肌肉间隙的压力升高,静脉血管受到挤压,从而使回心血流加速;而肌肉松弛时,肌肉间隙压力降低,能促进毛细血管和动脉吸引血流,再向心房方向推送。骨骼肌收缩与放松的节律运动可促进静脉血回流,对心脏可起到辅助泵的作用。

爬山时双腿运动能克服重力影响,有效降低下肢的静脉压,减少下肢血液瘀滞。爬山运动节律平稳,血流量对血管壁的压力比较固定,这种平稳和固定作用在肌肉压力下对血管壁如同做了"按摩",对恢复血管的弹性有着积极的作用。从对心脏的影响来看,如果爬山姿势正确,对心脏的负担就不大。不过,心脏病患者还是要遵医嘱,量力而为。

爬山是一门艺术

有人超体力向山上行进,却感觉心动过速;有人长期爬山,却感觉体能没有进展。

以上这两个问题的解决办法都是密切注意运动时的心率。保持心率在最大心率的 60%~70%,爬山运动就比较安全、有效;如果超过最大心率的 85%,就要适当降低爬山速度,做深呼吸、放松、整理,等到心率减至"有效心率范围"内,再继续保持。有七成的老年人在走陡坡或登山时,脉搏很容易达到最大值,因此在运动过程中要格外留意,最好有人陪伴。

老年人爬山 5 项注意

1 要因人而异。如果患有心脏病,要遵医嘱。患有癫痫或有眩晕、高血压、肺气肿的人,不宜爬山。

2 注意多喝水。一方面可以稀释血液,另一方面可以降低运动时的缺水程度。在爬山时要注意随时补充水分,可尽快恢复体力。

3 要循序渐进。爬山前先做热身,然后按照呼吸频率,逐渐提高强度。速度不宜过快,以没有不良反应、不明显喘气为度。爬山时多走坡道,少上台阶。因为上台阶,髌骨负担很重,很容易引起膝关节疼痛。

4 要注意休息。爬山中途休息应长短结合,短多长少。短休息以站着休息为主,长休息应先站一会儿再坐下。

5 扭伤切忌局部按摩。最好冷敷 20~30 分钟,能起到消肿和止痛的作用。出发前可以随身带一点创可贴、紫药水等,以备不时之需。

每天压压腿，腿不衰人不老

清晨公园里，总可以看到不少老年人，将一条腿搁在栏杆、矮墙或石凳上，随着手的按压、躯体的弯曲做压腿动作。不过，老年人平衡能力下降，肌肉弹性差，骨关节已经发生退行性改变，如果压腿不注意技巧，就很容易导致受伤或摔倒。

抬腿高度不宜超过45度

很多老年人锻炼时喜欢压腿，但对于那些年纪较大，不便参加慢跑、爬山、打球等剧烈或用力较多运动的老年人来说，做些压腿锻炼，能改善身体状况，延缓衰老。传统医学认为，压腿锻炼既可疏通经络，达到"通则不痛"的治疗效果，还可产生类似于按摩和针刺的作用，使腰痛、腿痛、髋部不适等症状得到缓解和消除。

对于初练者和老年人来说，腿不能抬得太高，腿抬起后别超过髋关节，两腿之间的角度以 45 度为宜。别看这显得矮，却是最安全的，因为这个角度使髋关节保持在自然的生理状态，对老年人而言也较容易达到，不容易摔倒和对关节造成损伤。压一段时间，关节活动开了，再选择稍高一些才比较稳妥。

压腿锻炼的5项原则

压腿时应遵循下列 5 项原则：

一要稳。搁腿时，单腿必须站稳，最好能有个拉手，以调节平衡，避免摇晃失重跌倒。

二要低。搁腿不要一味求高，要适可而止，更不能与人攀比互相争高。

三要轻。压腿用力要轻，不能过猛，以免腰腿肌肉骨骼造成损伤。

四要缓。压腿的动作宜缓慢，以免快中出错。

五要短。时间不宜过长，一般每次 3 ～ 5 分钟。总之，压腿锻炼要循序渐进，适可而止。

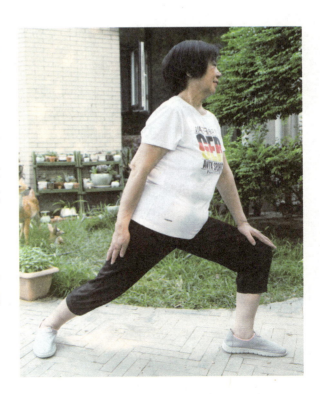

哑铃举一举，肌肉不退化

年龄渐增，而肌肉渐衰，这是人体老化的显著表现之一，在医学上被称为"肌少症"。通过一些锻炼可延缓肌肉衰退，力量型运动就是极为重要的干预方式。我们每天买菜、上下楼等多多少少还能锻炼到下肢，但上肢却用得很少，所以老年人的颈肩肌肉退化非常明显，很有必要通过举哑铃等锻炼方式来延缓肌力下降。

举哑铃从小负荷开始

力量训练建议从最轻量的哑铃开始，循序渐进，逐渐增加哑铃的重量。用哑铃锻炼的时候不要大幅度甩动哑铃，也不要总是重复一个动作，否则容易使手腕、肘关节、肩膀等部位受伤。呼吸要缓慢而有节奏，不要憋气，动作不要过分用力。

举哑铃，肩膀不疼

练习举哑铃 1 小时，即使哑铃重量很轻（2～3 千克的哑铃），也能减轻颈部和肩部的疼痛、僵硬。

直立，双手持哑铃垂于体侧，掌心相对，两肘靠身体两侧。以肘关节为支点，向上举哑铃，同时前臂外旋，掌心朝上，举至最高点，稍停，然后还原。注意呼吸方法，一般胸廓外展或者上举时吸气，内收或者下落时呼气。

持铃扩胸运动，延缓心肺衰老

逐渐拿着哑铃做扩胸运动，能使胸大肌发达起来。胸大肌是吸气的辅助肌，胸肌发达可使呼吸更加充分和畅通，并能增强肺功能，还可锻炼心脏。

手握小哑铃走路或跑步，减肥控糖

肌肉是身体里最大的糖脂代谢库，所以说，肌肉组织发达对控制血糖是有好处的。

实验证实，上下交替的锻炼，能够使上下肢都得到均衡的锻炼，比如在走路时手握小哑铃，有意识地甩手；跑步时双手拿着哑铃。这些运动方法其实就是"负重锻炼法"，有助于消耗更多的热量、减少体内脂肪、加强肌肉力量和促进新陈代谢，是减肥控糖的好方法。

哑铃练习
每周至少两次

哑铃练习每周至少做 2 次（最好 3 次），隔天进行，不要连续 2 天锻炼同一部位的肌肉。每次力量练习可选 5 ～ 10 个动作，涉及不同肌群，每个动作做 3 组，每组重复 10 ～ 15 次，各组间休息 2 ～ 3 分钟。

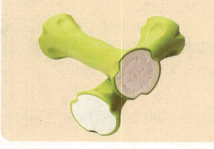

手脚精细运动，激活神经末梢

为什么一个小石子就能把老年人绊倒？这是因为老年人的神经系统对肌肉的调动能力不够了，所以老年人运动最主要的目的是加强神经的控制能力。一些精细的运动，如手指操、各种球类或平时按一定频率进行的四肢运动等，都会刺激神经系统，让它衰老得慢一点。

精细运动

看电视或闲暇时间用脚在地上写字都是不错的锻炼方法，脚不用夹笔，只做动作就行，写自己的名字、孩子的名字都可以。

手部精细动作锻炼

手部精细动作锻炼，包括练习扣纽扣、写字、折纸等日常动作。

大脑灵活性锻炼

除了乒乓球，手指操等双手精细运动效果也不错。简单的手指操是：双手握拳，从小指开始逐渐将手指用力伸开，再从小指开始依次内收握拳。身体状况不佳的老年女性可以做些手工活，如织毛衣、绣十字绣等，还可以把混在一起的绿豆、红豆、黑豆分别拣出来，都有助于增强大脑功能，延缓神经衰老。

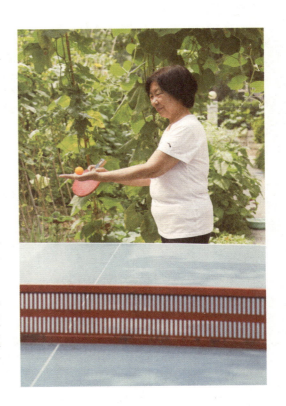

文玩核桃预防心血管疾病

俗话说"文玩核桃，武玩铁珠"。现代科学证明，揉核桃能够延缓机体衰老，对于预防心血管疾病有很大作用。文玩核桃与食用核桃有一定区别，一般文玩核桃选用尚未成熟的野生核桃，挑选两个纹理清晰，形状、大小、重量差不多的为宜。揉玩的时候以两个核桃不相互摩擦或碰出声响为佳。

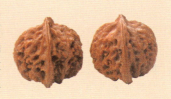

练平衡：防脑衰，防跌倒

老年人运动系统功能与神经系统功能衰退，肌肉老化，特别是背部肌力减弱，使身体重心前移，容易造成前倾而跌倒，造成严重后果。平时坚持做平衡锻炼，不仅可提高四肢的能动性及屈曲性，而且可以帮助调节迷走神经，从而提高平衡能力，防止摔跤。

"金鸡独立"练平衡

太极拳中的"金鸡独立"也比较适合练平衡。两眼微闭，双手自然放在身体两侧，任意抬起一只脚，腿尽量抬高。要注意的是，尽量闭着眼，这样就不用靠双眼和参照物之间的距离来调整平衡，而是靠调动脑神经来调节身体各个器官的平衡。这时会感觉腿部前后、内外侧的肌肉都在为了保持平衡而用力，如此才能达到锻炼肌肉的目的。此外，太极拳中的"推手"、五禽戏中的"鸟戏"等动作也很适合锻炼平衡。

常练平衡防跌倒

站姿练习：将重心移到左腿上，慢慢从 1 数到 20，再将重心移到右腿上，慢慢从 1 数到 20，重心在左右腿上交替移动，重复做 10 次以上。

另一种练习方法是，身前放置桌、椅各 1 个，慢慢地从桌子上拿起一物体，先把它放在椅子上，然后把它放回桌子上，如此反复搬动物体，做 10~30 次。最后将这个物体在桌子与地面间上下搬动，做 10~30 次。

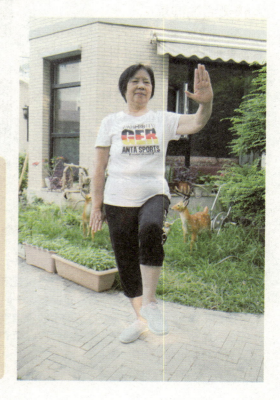

医生不说你不知道

跌倒是老年人死亡的主要原因，早晨是老年人最容易跌倒的时间段，原因之一是，早晨很多老年人的血压会升高。另一个原因就是早晨起床，老年人的关节还没活动开，肌肉比较僵硬。可用"3 个 30 秒"来避免，即醒了以后先躺 30 秒，起来以后坐 30 秒，站起来以后再定 30 秒，慢慢地来。这"3 个 30 秒"主要是为了让机体对血压及心率的调节能力有一个逐渐适应的过程。

第5章

控制腰围和体重

送自己一颗"长寿丸"

腰围长一寸，寿命短一截

健康腰围是多少

胡大一语录

> 只要腰围降下来，各种心血管疾病的发生风险就会随之下降。就拿我来说，身高1.78米，原来体重93千克，腰围110厘米，血脂、血糖水平都偏高，还有脂肪肝，后来经过积极的生活调节和运动，体重降到74千克，腰围88厘米，各项指标也都正常了。

腰围大，不单单是形象的问题，它反映出的是内脏脂肪超标问题，这才是伤害健康的根源。目前研究表明，肥胖是多种疾病的"源头"，包括心血管疾病、呼吸功能障碍、胃食管反流、糖尿病、高脂血症、脂肪肝、胆囊结石、关节炎、多囊卵巢综合征、癌症等。因此，"减腰围、增寿命"应该成为一句口号。

普通人群也要测量腰围

即使是体重正常的人，腰围增加同样是心血管疾病发生风险升高的标志。应该像重视患者的血压、血脂、血糖水平一样，重视患者的腰围。普通人群也要经常测量腰围。

如何测量腰围

既然腰围和健康紧密相关，那么如何测量腰围？多少才算是标准腰围呢？世界卫生组织推荐的腰围测量方法为：被测者站立，双脚分开25～30厘米，体重均匀分配，测量脐线位置，将测量尺紧贴软组织，但不能压迫，测量值精确到0.1厘米。

肥胖分两种，即腹型肥胖和均匀型肥胖。前者指肥胖主要在腹部，也有人称之为"老板肚""啤酒肚"等。但如何测定腹内脂肪呢？医学上可以用磁共振成像（MRI）扫描，从横断面上测量腹部脂肪的面积。不同的人种腰围的标准值不太一样，所谓标准值是指在这个腰围点以下，得病的风险低，相对安全。

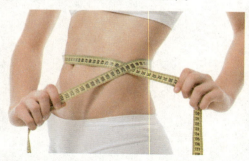

在中国，女性腰围超过80厘米（也就是2.4尺）、男性腰围超过90厘米（也就是2.7尺），就有患心血管疾病和糖尿病的危险。

5 个习惯导致腰围增加

1 吃饭太快，很容易就吃饱了，而吃饱以后还使劲吃，就会导致吃得过饱，而且不易消化。

5 吃饭以后就睡觉。

2 味重，食欲好，吃得香，老想吃，饮食上不加以控制。

4 饭后坐着不动、打电话、看电视……这也是不良的生活习惯，特别是晚饭以后，你也有时间了，应该到外面去做适当的运动，没有条件的话，走路也是非常好的运动。

3 爱喝啤酒。酒精在身体里代谢分解以后也产生热量，这个热量被吸收了以后，多余的部分就会变成脂肪。我们说啤酒是液体面包，就是粮食，不要多喝，少一点可以。

控制腰围的 4 个法宝

如果腰围已经发出预警，那最好从以下几个方面做些调整。

合理安排饮食

少吃油炸食品和盐，尽量不吃油腻食物；尽量少吃点心和加餐，控制食欲，七八分饱即可。尽量采用煮、煨、炖的烹调方法，用少量油炒菜。养成饮用白开水和茶水的习惯。晚餐用新鲜蔬果代替部分主食。

加强锻炼

多创造活动的机会；每天抽一定时间进行中等强度的体力活动；增加身体活动量应循序渐进，对运动量和持续时间安排要恰当。如果楼层不是很高，不妨将乘电梯改为爬楼梯。瑞士的一项研究指出，坚持 12 周爬楼梯锻炼，能降低患心脏病的风险。建议老年人上楼时适当爬爬楼梯，下楼时乘坐电梯，因为下楼的动作对膝关节影响大。经常穿高跟鞋的女性最好常备一双平底鞋，可以提高步行意愿。

行为疗法

制订的减重目标要具体且是可以达到的，例如，以"每天走路 1 小时或每天走 1 万步"代替"每天多活动点"；开始时每天走路 30 分钟，逐步增加到 45 分钟，然后到 60 分钟。

药物治疗

对于由于种种原因体重仍然不能减轻或行为疗法效果欠佳者，可考虑用药物辅助减重，但必须在医生指导下进行。

每天快走 1 万步，瘦腰预防慢性病

每天快走 1 万步，可有效预防慢性病。控制体重不能单纯节食，关键是要保持吃动平衡，而走路是最便捷的运动方式，每天快走 1 万步，就能达到吃动平衡。

全部走完需要 1 小时 40 分钟左右，如果不能走完，做家务等体力活动也能代替一部分。多进行散步、遛狗、逛街等活动。

利用零散时间： 充分利用外出、工作间隙、家务劳动和闲暇时间，尽可能地增加"动"的机会。利用上下班时间，创造走路机会，如坐公交车，提前一站下车，走路上班等。

减少久坐时间： 在办公室工作时，能站不坐，如站着打电话、走过去办事而不打电话、少坐电梯多爬楼梯等。

体重超标是很多慢性病的源头

"内脏胖"与"体形胖"

有的人去看医生，医生说："你的内脏脂肪超标，内脏年龄比你的实际年龄高 6 岁，要注意合理饮食和适当锻炼。"医生这番话，可能会让很多人大感意外。因为很多人平时经常称体重，一直认为自己体重在合理范围内，没有超标，如何会出来一个"内脏脂肪超标"呢？

当心"内脏肥胖症"

听说过"内脏肥胖症"吗？所谓内脏肥胖症，就是因体内营养过剩，堆积在内脏而引起的代谢综合征。其临床表现为脂肪肝、酒精肝、胆囊炎、胰腺炎、痛风、食管反流等。腰围大，是内脏脂肪超标的信号。

胖的位置不同，危害不一样

脂肪堆积位置不同对健康的影响不同。以下针对脂肪堆积的部位一一说明。

1 腹部。这是最糟糕的情况，腹部脂肪会导致体内产生过多炎性蛋白流向血液、肝脏、肌肉和大脑，有害健康。

2 心脏。容易引发高血压、高胆固醇、胰岛素抵抗、睡眠呼吸暂停，增加心脏病的发作风险，甚至会导致死亡。

3 肝脏。肝脏周围若有脂肪堆积，不仅会影响肝功能，还会产生胰岛素抵抗，增加患糖尿病的风险。

4 肠道。肠道内的微生物与维持新陈代谢功能有关，若肠道内有脂肪堆积，就会扰乱正常的微生物平衡，并导致胰岛素抵抗等问题。

5 肺部。研究显示，由脂肪或其他细胞所产生的小液囊或囊泡，会转移至肺部和其他器官处，传递有害物质，引发气喘或其他病症。

医生不说你不知道

医院的内脏胖测试，通过体表脂肪、内脏脂肪、基础代谢等指标来综合分析人体内脏脂肪、皮下脂肪和肌肉的健康状况。其中，内脏脂肪常常被人们所忽略。有时尽管总的体重没有超标，但是脂肪和肌肉的比例"超标"了。

很多人不知道内脏脂肪究竟是什么。内脏脂肪与皮下脂肪不同，内脏脂肪围绕着人的心脏、肝脏等胸腔和腹腔内的脏器，就像给内脏穿了一件"大棉袄"。

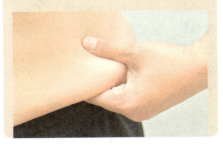

BMI 正常，健康状况不一定 OK

BMI 即体重指数，是国际常用的衡量人体胖瘦程度以及健康程度的一个指标。

衡量人体胖瘦程度与健康程度

> **BMI= 体重（kg）÷ 身高的平方（m²）**

例如：一位年龄在 32 岁，身高为 1.80m，体重 74kg 的男士，他的 BMI 为：$74 \div 1.8^2 = 22.8$（kg/m²），属于正常体重。受生理结构等因素的影响，男性与女性的 BMI 标准根据年龄变化也稍有区别。

BMI 划分	男性		女性	
	30岁以下	30岁以上	30岁以下	30岁以上
较瘦	<13.9	<16.9	<16.9	<18.5
正常	14～20.9	17～23.9	17～22.9	18.5～23.9
超重	21～24.9	24～25.9	23～26.9	24～26.9
肥胖	≥25	≥26	≥27	≥27

BMI 正常，健康状况就 OK 吗

虽然 BMI 表明了体重与身高的关系，但也容易被误读。例如，BMI 未考虑体重组成，更无法判断超重是否系健硕骨骼或肌肉所致。那些肌肉发达的运动员或健身者可能被错误地判定为 BMI 超高，而 BMI 正常的人，脂肪含量可能偏高。

BMI 靠近中间值为佳

BMI 越向中间值靠拢越好，说明健康状况越理想。很多女性 BMI 跌到了 17、16 以下还在减肥，就会造成另外一个极端，同样损害健康。脂肪在身体当中很重要，是良好的储能物质，可保护内脏，维持体温，参与机体各项代谢活动。

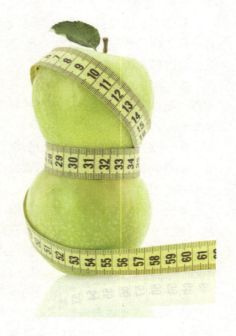

体重正常 ≠ 体脂正常

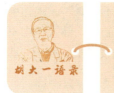

胡大一语录

当人体内脂肪增多，并在局部（如臀部、肚子）过多沉积，从而使身体中脂肪含量占总体重的比例异常增高时，肥胖就出现了。也就是说，"胖不胖"并不单纯看体重，还要看体内脂肪的含量，或者叫"体脂百分数"。

身体内脏脂肪的含量与皮下脂肪的含量密切相关，一般来说，两者成正比。体重超重的人，皮下脂肪与内脏脂肪大多超标。但是也有一些人，体重在正常范围内，但是体内脂肪的含量却超标了。特别是老年人，随着年龄增长，肌肉组织的重量在逐渐减少，所以体重看似保持不变，其实体内脂肪含量在增加。因此，体重正常并不表示体内脂肪含量正常。

看身体的脂肪率

体检时不仅要看体重，还应看体内脂肪含量，特别是内脏脂肪指数。许多体重没有超标的老年人，身体内的肌肉量严重不足，肌肉、脂肪和水的合理比例被打破，腹部脂肪堆积。男性腰围超过 90 厘米，女性腰围超过 80 厘米，大都是典型的"内脏脂肪型"肥胖。谚语"腰围长，寿命短"说的就是这样的道理。

为何肚子上的脂肪危害更甚

和体内其他部位的脂肪相比，腹部脂肪的新陈代谢更加活跃，会释放大量的脂肪酸进入血液，造成脂质沉积在动脉壁内，导致血管变窄、硬化，容易诱发冠心病、心绞痛、脑卒中等心血管疾病。

腹部脂肪多，不仅会引起脂肪代谢异常，导致高血压和血脂紊乱，还会导致体内糖代谢紊乱，从而引发糖尿病。而高血压、血脂紊乱、高血糖等都是心脏疾病的重要危险因素。

如果说肥胖是心血管健康的一大杀手，那么腹型肥胖就是杀手手中的利刃，给予心血管系统致命的一击。

判断内脏脂肪是否过剩的方法

判断内脏脂肪是否过剩最简便的方法是计算腰围与臀围的比值。

第一步：用卷尺测出腰围和臀围，计算出腰臀比例（腰臀比例＝腰围÷臀围）。方法：笔直站立，轻轻吸气，用卷尺测量肚脐上方腰围与最凸出臀围。男性腰臀比例在 0.9 以上，女性在 0.8 以上，就表明内脏脂肪过剩，需要马上进行第二步测试。

第二步：测试腰腹皮下赘肉。方法：试着捏肚脐周围，如果能轻松捏起 2 厘米，表示堆积的是皮下脂肪，如果捏不起来，表示很多脂肪堆积在内脏里。

内脏脂肪是诱发慢性炎症的帮凶

通俗地讲，健康的肥胖是"该胖的地方可以胖，不该胖的地方不能胖"。人体中能胖的部位是皮下组织，因皮下脂肪不会诱发炎症，属于"良性"脂肪，而人体中不能胖的部位是内脏（肌肉、肝脏、心脏、胰腺），因内脏脂肪可以诱发炎症，属于"恶性"脂肪。

医生更关心看不到的那些脂肪

虽然腰间赘肉和双下巴是让人讨厌的脂肪，但内脏脂肪才是需要更加关注的。哈佛大学医学院的研究显示：腹部的内脏脂肪会填补人体器官间的空隙，释放有害物质，增加人罹患慢性病的风险。

有些人看起来身材匀称，体重也算正常，但其体脂率偏高，这些人的身体状态比那些全身肥胖的人还要糟糕。内脏脂肪主要存在于腹腔内，如肝、胰、胃、肠道等器官的周围和内部，它的明显表现就是腹部肥胖。

内脏脂肪比皮下脂肪对身体的危害更大、更直接，一个人体内存在过多的内脏脂肪，会增加患糖尿病、心脏病和其他代谢性疾病的风险，因此内脏脂肪也被称为"危险的脂肪"。

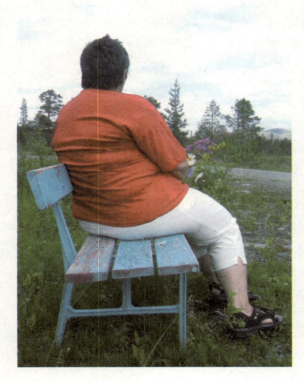

调整饮食，增加运动

"内脏胖"的人，除了要特别注意控制饮食，防止热量过多摄入，还要进行一些有针对性的运动，增加或保持身体肌肉的比重，如负重运动、腹式呼吸、快步走等。

总之，坚持适量运动，保证热量的"收支平衡"，这是日常生活中避免内脏脂肪堆积的最基本方法。如果要减少内脏中已经堆积的脂肪，就必须"吃得少一点，动得多一点"。在饮食上，要改变以往的烹饪习惯，多凉拌，多清蒸，少爆炒，避免吃油炸食品。此外，还要改变久坐不动、经常熬夜等不良生活、工作习惯。

"外瘦内胖"的人警惕代谢病

中国有句俗语：千金难买老来瘦。很多老年人羡慕别人瘦削的身材。可是，身材瘦削的老年人体内并不一定没有隐藏的不健康的脂肪。假如他们很少运动，而且多有身体不适，那么就可能有"代谢肥胖"之虞。这些人的 BMI 正常，但其体内脂肪比例超标，他们患早期糖尿病的风险和患高血压或心脏病的风险都很高。

如何判断"外瘦内胖"

如何判断体内脂肪是否超标呢？一个最简单的办法是目测脖子的粗细（排除缺碘所致的"粗脖子病"）。一项由 3300 名 51 岁以上男女参加的研究显示，脖子越粗，心血管代谢出现问题的风险就越高。若脖子增粗 3 厘米，血糖水平就将大幅升高，而对人体有益的高密度脂蛋白胆固醇就会明显减少。采用计算机断层扫描（CT）和磁共振成像（MRI）等技术，还能准确测量体内脂肪的分布及含量。

合理运动 + 健康饮食

"外瘦内胖"大多数是由生活方式不当，热量摄入和热量消耗长期不平衡引起的，所以，减去体内脂肪的最好办法就是合理运动和健康饮食。

"外瘦内胖"者每天可进行适度的体育锻炼，如慢跑、散步、游泳、骑自行车、打太极拳等。举个例子，张先生在检查中实际年龄与内脏年龄完全吻合，这主要得益于他坚持运动的好习惯。每天上班坐公交车，他往往提前下车，步行一段路，行走的这段路程，正好满足了他身体所需的运动量。

多吃水分足、膳食纤维丰富的食物能顶饿，比如，水果、蔬菜、煮熟的全谷食物等。每天至少有计划地吃 2 次水果和 5 份蔬菜，最好选择不同颜色的蔬果。鱼类和海鲜含糖量很低，而且富含优质蛋白质，不仅能增加饱腹感，还可以降低心脏病的发生风险。减肥期间丰富的蛋白质摄入也有利于减少肌肉丢失。

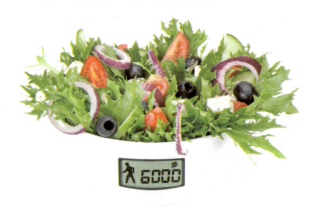

瘦腰好技巧，想瘦就瘦

让粗腰变细技巧一：喝水减肥

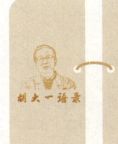

我一般不喝瓶装水，每次出门我都会随身带个杯子，而且我发现随身带杯子的好处还不少。

1. 手里带着杯子可以提醒自己多喝水，很多人工作一忙，就顾不上喝水了，要知道人体70%是由水组成的，多喝水对健康蛮要紧的；

2. 白色塑料瓶非常不环保，是永久的污染。

超重或肥胖的人比一般人需要更多的水分（冠心病、心力衰竭、肾衰竭患者除外），每天需要饮够8杯水（200毫升的杯子）。这是因为，充足的水分不仅可以加速体内代谢循环，促进脂肪的燃烧，还有助于缓解饥饿感，抑制摄食欲望。

清早喝水减肚腩

吃早餐之前喝杯白开水或者添加了纤维素的水，能够加速肠胃蠕动，把前一夜体内的垃圾、代谢物排出体外，减少小肚腩出现的机会。虽然说早上喝水的选择有很多，但是白开水仍然是最好的选择。

餐前喝水减胃口

很多人都算不上肥胖，但是吃过饭后就会看见一个鼓鼓的胃部凸出来，这是最标准的"婴儿肥"，即便是没吃饭，这种胃也需要吸气才能掩盖。餐前喝杯水，能够缓解饥饿感，减少食物的摄入量，时间长了，胃部也就小了。餐前喝水还可以补充身体需要的水分，加速新陈代谢。

下午喝水减赘肉

肥胖最主要的表现形式就是赘肉，这是由久坐、摄入高热量食品造成的，而下午时分正是人觉得疲惫、倦怠的时候，更是会因为情绪而摄入不必要热量的脆弱时间，代价当然就是赘肉。

这时，可以喝一杯花草茶来驱散这种因为情绪而想吃东西的欲望，同时，花草的气味还能降低食欲，也算是为只吃七分饱的晚饭打下了基础。

让粗腰变细技巧二：饭前喝汤减食量

肥胖者可尝试饭前喝汤，能产生一定的饱腹感，让人放慢吃饭速度，还能减少主食的摄入量。

汤该在什么时候喝呢

"饭前喝汤，胜似药方"的说法有一定的科学道理，因为从口腔、咽喉、食管到胃，是食物消化的必经通道，吃饭前先喝几口汤（或进一点水），等于给这一通道加了点"润滑剂"，可使食物顺利下咽，防止干硬食物刺激消化道黏膜，西餐的汤总是第一个"上场"，而且量不太多，一小碗（150～250毫升）而已。其实，这合乎养生原则，因为适量的汤既可在餐前用来暖胃，又可让饿坏了的人不至于一下子狼吞虎咽而吃得太多、太急。

很多人习惯饭后喝汤，这种做法的最大问题在于汤会冲淡食物消化所需要的胃酸，阻碍正常的消化。

饭前喝汤有讲究

饭前喝汤，喝多少、何时喝，这些都是有讲究的。一般中、晚餐前以喝半碗汤为宜，而早餐前可适当多喝些，因为经过一夜的睡眠，人体内的水分消耗较多。喝汤的时间以饭前20分钟左右为好。总之，喝汤应以胃部舒适为度，切忌饭前饭后"狂饮"。

值得注意的是，有些人喜欢吃饭时将干饭或面食泡在汤里吃，这很不好。汤泡饭饱含水分，松软易吞，人们往往懒于咀嚼，食物未经唾液的消化过程就被快速吞咽下去，这无疑会增加胃的负担，日子久了就容易导致胃病的发生。所以，不宜常吃汤泡饭。

喝原汤是否有助于减肥

古语云："原汤化原食。"一般来讲，"原食"指的是淀粉类食物，比如面条、饺子、馄饨、汤圆等，"原汤"就是水煮这些食物后得到的汤，而"化"有"消化"的意思。所以，"原汤化原食"的意思是，汤能够帮助淀粉类食物消化吸收。

从现代营养学的角度分析，这个说法是有一定科学依据的。

一方面，面粉中富含水溶性B族维生素，而这些维生素在煮的过程当中会溶解到汤里；另一方面，部分溶解到汤中的淀粉的消化吸收速率比较快，可以促进胃酸和消化酶的分泌，更有利于"原食"中淀粉的消化吸收，从而减少积食的危险。所以，喝点"原汤"可以补充B族维生素，促进胃酸分泌，增强食欲，调节糖代谢，帮助淀粉类食物更顺利地转变为热量，有助于减肥。

但是，最好不要喝市售食品煮出来的"原汤"。例如，很多挂面产品为了提高筋度，加入大量的盐，使"原汤"成了"咸汤"，肥胖者喝下去，会有增加患心血管疾病的风险。此外，餐馆中的面汤也含有较多的盐，应少喝。

让粗腰变细技巧三：提高膳食纤维摄入量

膳食纤维本身不产生热量，却能吸水膨胀，增加食物的体积，进食后让人有饱腹感，有助于减肥者有效地控制饮食。而且，膳食纤维可减少部分糖和脂质的吸收，使体内脂肪消耗增多，能够辅助减肥。

膳食纤维的来源

膳食纤维主要存在于全谷（如糙米、糠皮、小米、黑米、燕麦片、全麦粉等）、杂粮（如黄豆、红豆、绿豆、黑豆、芸豆、豌豆等）、蔬菜（如芹菜、生菜、芥菜、四季豆、牛蒡、胡萝卜等）、水果（如樱桃、紫葡萄、带皮苹果、草莓、柚子等）等食物中。另外，薯类和海藻类的食物也含有膳食纤维，如土豆、白薯和裙带菜等。肥胖者每天都要保证膳食纤维的摄入。

制作混合主食降餐后血糖

肥胖者在煮饭的时候，不妨让部分糙米、大麦、燕麦、小米、玉米等粗粮和大米等细粮"合作"，还可以在精白米面中加入豆类杂粮做成豆饭、荞麦饭、杂粮面点等，口感就会比较容易接受。最好先把"粗"原料在水里泡一夜，以便其能在煮的时候与米同时成熟。

肥胖者喝粥最好选用粗杂粮，如高粱、玉米糁、燕麦片、绿豆、红豆、白扁豆、芸豆……这不仅可增加膳食纤维的摄入量，而且可使血糖降低。

膳食纤维的最佳食物来源

糙米	3.6克
麦麸	31.3克
全麦粉	12.6
荞麦	6.5克
燕麦	5.3克
黄豆	15.5克
豌豆	10.4克
绿豆	6.4克
银耳	30.4克
黑木耳（干）	29.9克
魔芋	70.0克
紫菜	21.6克
海带（干）	23.8克
芹菜	2.6克

（以上均为每100克可食部分计的量）

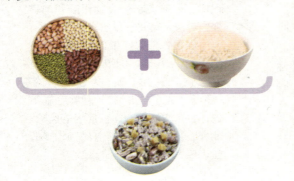

医生不说你不知道

如果你还不习惯这些高膳食纤维的食物，可以慢慢增加食用量，并在一天内将食用量平分。例如，早晨吃全麦面包加水果，中午吃豆类和蔬菜，晚餐喝燕麦粥或豆粥。

让粗腰变细技巧四：让脂肪在美食中燃烧

学会控制饮食是有效减肥的必要环节，可是很多人在努力减肥时难以控制食欲，无法抵挡食物的诱惑，使减肥功亏一篑。其实，只要掌握基本的饮食技巧，就能巧妙控制食欲，增加饱腹感。

饭前吃高纤维水果垫底

水果是低热量食物，饭前先吃低热量食物，比较容易把握一顿饭里总热量的摄入。水果体积大，饭前吃有利于填充胃袋，产生饱腹感，减少正餐热量摄入，对控制体重最为有利。因此，要想减肥，水果最好饭前吃。吃水果的正确时间应该是饭前 1 小时，只要不是特别酸涩的水果均可，如苹果、梨、蓝莓、桃、香蕉、火龙果、无花果等高纤维水果。

饭中多吃高纤维的清淡蔬菜

蔬菜中含有丰富的膳食纤维和维生素，可延长碳水化合物的分解时间，从而减缓糖分在小肠里的吸收，增加饱腹感。多吃些低热量、高容积的高纤维蔬菜，如番茄、黄瓜、冬瓜、大白菜、芹菜、菠菜、绿豆芽、莴笋、茼蒿等。

蔬菜的烹煮方式应尽量用凉拌，不要放太多油。

制作凉拌菜，焯水时应掌握以下几点：

1 叶类蔬菜应先焯水再切配，以免营养成分损失过多。

2 焯水时应水宽火旺，以使投入原料后能及时开锅；焯制绿叶蔬菜时，略滚即捞出。

3 蔬菜在焯水后应立即投凉控干，以免余热使之变黄、熟烂。

就餐时先喝豆粥或燕麦粥

就餐时先喝豆粥或燕麦粥，后吃炒菜和主食。因为之前已喝过粥，此时应该不会感觉很饿了，就不会吃太多主食，这样不但能避免饥饿，还能减少热量摄取。

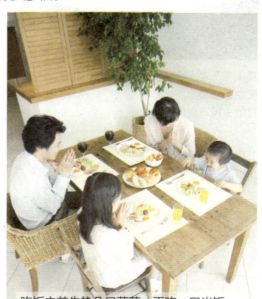

吃饭之前先垫几口蔬菜，再吃一口米饭，然后吃两口蔬菜，注意细嚼慢咽。这样的吃法，有助于增加饱腹感。

让粗腰变细技巧五：控制卡路里的烹饪法

烹饪秘诀 1 多用炖、蒸、汆、拌等

在日常烹饪方法中，油煎、油炸、焗、红烧、爆炒等耗油较多；而炖、蒸、汆、拌等，一般用油量较少，有的可完全不用油，同样能使菜肴味道鲜美。例如清蒸鱼，仅放少许油，味道就非常鲜美；凉拌海带、黄瓜等，只要把其他调料配好，不放油或仅滴几滴香油即可。

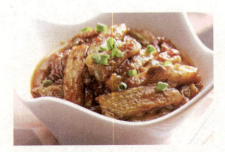

茄子易吸油，烧茄子时将茄子直接入油锅烧炒会消耗大量的烹调油，如能将茄子切好后上笼屉蒸几分钟再烧，不仅省油减热量，而且味道好。

烹饪秘诀 2 将肉汆水

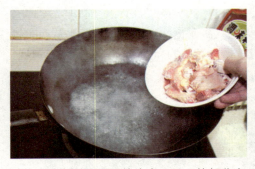

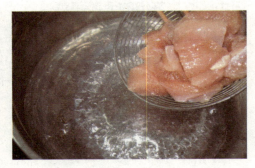

鸡肉在烹制前需要用热水汆一下，使部分表面脂肪油浸出，这样既能使鸡皮光滑不破裂，又能去掉鸡肉的腥味。

将瘦肉放入沸水锅中汆一定时间，使肉中的不可见脂肪部分溶解出来，去脂后的瘦肉可直接拌入调料食用（热拌）。

烹饪秘诀 3 用微波炉、不粘锅

使用微波炉、不粘锅，少用一些油润锅，从而减少热量的摄入。

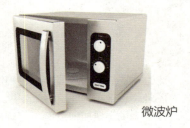

微波炉

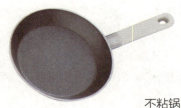

不粘锅

烹饪秘诀 4 使用烤箱

烤箱既能除去多余的油，以降低热量，又能烤出香喷喷的美食。此外，烤鱼或肉时在盘底铺上铝箔纸，可吸去多余的油脂，从而降低食物的热量。

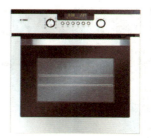

烤箱

烹饪秘诀 5 烹饪前去掉皮、肥肉等

烹饪肉类前去掉上面多余的脂肪，能减少热量的摄入。

烹饪秘诀 6 肉类和绿叶蔬菜一起做

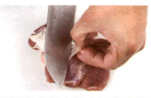

烹饪肉类前去掉上面多余的脂肪，能减少热量的摄入。

多用热量低、水分多的蔬菜，以增加饱腹感。如果菜肴中使用肉类较多，可以配一些绿叶蔬菜，水煮或凉拌，既可以饱腹，又能减少脂肪摄入。

烹饪秘诀 7 以水代油烹饪法

以水代油烹饪法简称"水滑法"，它运用于副食烹调中，有助于降低菜肴的脂肪含量，减少营养素的损失，符合色、香、味俱全的要求。它的做法是：将加工成一定形状的主要原料，附加一些调料上浆后放入开水锅中余一下，加工成半成品。

例如炒肉丝，将肉丝加入少量盐、料酒、葱姜汁、鸡蛋清、水淀粉拌匀；锅内加水煮沸，把肉丝均匀地撒入（注意别粘连），待肉丝八九成熟呈白色时捞出，放入冷水中浸凉，再沥干；然后在锅内放少量油，烧热后加葱、姜丝炝锅，加入黄瓜、冬笋丝，再倒入滑过的肉丝颠炒几下，加盐炒匀出锅即可。

烹饪秘诀 8 食材切成大块烹饪

鱼、肉、菜切成大块烹饪时一般吸油少，而在切得很细小的时候油和菜难区分，吸油量自然多了，吃完后摄入热量就会高。所以少吃油的一个关键是不要切得太细小。

瘦身好办法
合理运动 + 健康饮食

制订一份完美的饮食 + 运动计划

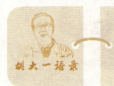

胡大一语录

我也曾试图药物减肥，但效果不够理想。最后我的各项身体指标都正常了，诀窍是什么呢？就是合理饮食 + 每天走1万步。

制订饮食 + 运动计划实例

饮食方式选择：减肥食谱并非单一的低卡路里饮食，而是根据每个人的身体状况与个人喜好选择饮食组合。有一个总原则就是提高蛋白质和膳食纤维的摄入比例，降低碳水化合物的比例。在食物选择上应有所偏重，如蛋白质有较高的饱腹感，早餐用牛奶加鸡蛋的组合就比单纯一大碗面或 2 个馒头的组合更抗饿，尽管它们的热量大致相同。建议热量摄入每天减少 300～500 千卡，严格控制油和脂肪的摄入。减肥速度以每月 2～4 千克为宜。

运动方式选择：提倡个人喜欢的运动 + "零碎运动"。一天累计达到 60～90 分钟中强度有氧运动，每周 5～7 天；肌肉锻炼隔天进行，每次 10～20 分钟，这种运动方式达到了一定的强度和一定的时间，更能燃烧脂肪。但新的研究发现，随时随地运动，也有效果，适合每天拿不出足够时间去运动的肥胖者。

运动所消耗的能量标准

运动强度	消耗单位能量（80千卡）	
	所需的时间	运动的种类
非常低	30分钟	散步、家务（洗涤、扫除）、体操（轻）、乘坐公共交通工具（地铁、公交车且呈站姿）
低	20分钟	快步走、洗浴、下楼、骑自行车（平地）、做广播体操、打太极拳
中	10分钟	上楼、骑自行车（坡道）、打网球（练习）
高	5分钟	长跑、跳绳、打篮球、游泳（蛙泳）

不同热量饮食 + 运动计划

1200～1300 千卡带量食谱举例

1200 千卡热量计算举例
胡先生今年 45 岁,身高 165 厘米,体重 72 千克,从事秘书工作,计算他每天需要多少热量? **全天所需总热量(千卡)=标准体重(千克)× 每天每千克标准体重需要的热量(千卡/千克)** **标准体重(千克)=身高(厘米)- 105** 计算如下:BMI= 体重(千克)÷ 身高的平方(米^2)=72÷(1.65)^2=26.4,对照 BMI 标准(见第 112 页)查询后得知,胡先生属于肥胖。 已知,胡先生从事的是秘书工作,属于轻体力劳动,查"成人热量供给标准表"(见下表)得知,他每天每千克标准体重需要 20～25 千卡热量。 所以,他全天所需总热量 =60×(20～25)=1200～1500 千卡。因为胡先生本身属于肥胖,所以他全天所需总热量最好控制在 1200～1300 千卡。

早餐(420千卡)	午餐(450千卡)	晚餐(360千卡)
馒头100克,地瓜粥(地瓜50克、小米25克),拌雪菜(雪菜150克、香油2克)	蒸米饭200克,葱辣豆腐(豆腐150克、葱50克、红辣椒2个),卷心菜炒蘑菇(卷心菜200克、蘑菇50克、植物油5克),冬瓜鹌鹑蛋汤(鹌鹑蛋2个、冬瓜100克、水发冬菇10克)	羊肉白菜馅饼1个(面粉100克、羊肉50克、白菜200克),玉米面粥(玉米面20克),冷拌绿豆芽(绿豆芽250克、香油2克),苹果150克

运动方案举例

有氧锻炼

周一至周五,每天快走至少30分钟(也可利用每天上下班时间,往返各走15分钟),周六打羽毛球30分钟。

肌肉锻炼

哑铃锻炼隔天进行,每次10分钟。

> **提示**
>
> 对于减肥,一定要利用零碎的时间做运动,不管3分钟还是5分钟,而且能站着就别坐着。

成人热量供给标准表(单位:千卡)

劳动强度	举例	身体消瘦	体重正常	超重或肥胖
轻体力劳动	教师、售货员、办公室职员、钟表修理工	35	30	20～25
中等体力劳动	学生、司机、电工、外科医生	40	35	30
重体力劳动	建筑工、搬运工、舞蹈演员	40～45	40	35
卧床休息		20～25	15～20	15

1400～1500 千卡带量食谱举例

早餐（485千卡）	午餐（565千卡）	晚餐（416千卡）
花卷150克（熟重），红豆粥（红豆10克、粳米20克），菠菜拌胡萝卜（菠菜150克、胡萝卜100克、香油2克）	杂粮饭（粳米25克、黑米25克、玉米糙25克、高粱米25克），砂锅冻豆腐（冻豆腐100克、水发木耳25克、小白菜100克、植物油3克），豆芽炒韭菜（绿豆芽200克、韭菜100克、植物油5克）	蒸红薯150克，小米粥（小米50克），蒜蓉茼蒿（茼蒿200克、植物油5克）

运动方案举例

有氧锻炼

周一、周四快走累计1万步（约90分钟），周末打乒乓球60分钟。

肌肉锻炼

周二、周五哑铃锻炼20分钟。

> **提示**
>
> 在这1万步中，最好有6000步是连续完成的。把运动和生活中的体力活动做一个比较好的结合。

活动项目		身体活动强度及运动强度（代谢当量）		能量消耗表 [kcal／（标准体重·10min）]	
				男（66kg）	女（56kg）
步行	慢速（3km／h）	低强度	2.5	27.5	23.3
	中速（5km／h）	中强度	3.5	38.5	32.7
	快速（5.5～6km／h）	中强度	4.0	44.0	37.3
	很快（7km／h）	中强度	4.5	49.5	42.0

1600~1700 千卡带量食谱举例

早餐（434千卡）	午餐（748千卡）	晚餐（515千卡）
豆浆200克，煮鸡蛋1个，葱花卷（面粉75克），双耳烩苦瓜（水发黑木耳10克、干银耳5克、苦瓜100克、植物油3克）	米饭（粳米100克），蒜香豆角丝（豆角150克、植物油3克、大蒜10克），排骨炖藕片（排骨100克、藕45克、植物油3克）	凉拌宽心面（宽心挂面100克、香油2克），椒油笋丁（莴笋150克、植物油3克），椒香肉末茄子（尖椒50克、瘦猪肉50克、紫色长茄子100克、植物油3克）

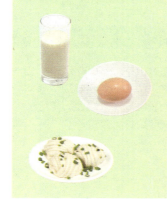 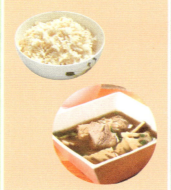 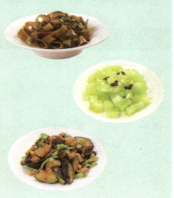

运动方案举例

有氧锻炼

隔天游泳40分钟，周末快走1小时。

哑铃锻炼

分多次进行，隔天进行，每次不少于10分钟。

提示

40分钟除去热身、放松时间，可分2～3次做完。如果体力差，可以一口气游10分钟，累计游够30分钟，但运动强度要达到。

活动项目		身体活动强度及运动强度（代谢当量）		能量消耗表 [kcal ／（标准体重·10min）]	
				男（66kg）	女（56kg）
游泳	踩水，中等用力，一般	中强度	4.0	44.0	37.3
	爬泳（慢），自由泳，仰泳	高强度	8.0	88.0	74.7
	蛙泳，一般速度	极高强度	10.0	110.0	93.3
	爬泳（快），蝶泳	极高强度	11.0	121.0	102.7

1800～1900 千卡带量食谱举例

1800～1900 千卡热量计算举例	
身　　高：**168**厘米	标准体重：**63**千克
实际体重：**75**千克	BMI：**26.6**（超重）
劳动强度：中等体力劳动（学生、司机、电工、外科医生）	
超重（或肥胖）的中等体力劳动者，每天每千克标准体重需要的热量为：30千卡	
每日所需总热量：1890 千卡	

早餐（597千卡）	午餐（634千卡）	晚餐（608千卡）
全麦面包100克（熟重），煮鸡蛋1个，酸奶100克，什锦蔬菜沙拉（胡萝卜60克，土豆、黄瓜、西蓝花、番茄各50克，生菜30克，千岛酱20克）	咖喱牛肉面（瘦牛肉75克、挂面100克、植物油5克），豆芽拌豆腐丝（绿豆芽100克、豆腐丝100克、香油5克）	玉米山药粥（玉米糁75克、山药25克），牛奶250克，菠菜拌粉丝（菠菜500克、干粉丝10克、香油5克）

运动方案举例

有氧锻炼

快走40分钟和慢跑30分钟，隔天交替进行，周末骑自行车40分钟。

哑铃锻炼

穿插其中，隔天进行，每次不少于15分钟。

> **提示**
>
> 选择运动类型时不一定要跑步，只要自己喜欢，可以跳舞、扭秧歌等。

活动项目		身体活动强度及运动强度（代谢当量）	能量消耗表 [kcal／（标准体重·10min）]	
			男（66kg）	女（56kg）
跑步	走跑结合（慢跑不超过10分钟）	中强度　6.0	66.0	56.0
	慢跑，一般	高强度　7.0	77.0	65.3
	8km／h，原地	极高强度　8.0	88.0	74.7
	9km／h	极高强度　10.0	110.0	93.3
	跑步上楼	极高强度　15.0	165.0	140.0

2000 ～ 2100 千卡带量食谱举例

2000 ～ 2100 千卡热量计算举例	
身　　高：**165** 厘米	标准体重：**60** 千克
实际体重：**77** 千克	BMI：**28.2**（**肥胖**）
劳动强度：重体力劳动（建筑工、搬运工、伐木工、农民、舞蹈演员）	
肥胖的重体力劳动者，每天每千克标准体重需要的热量为：35 千卡	
每日所需总热量：2100 千卡	

早餐（538千卡）	午餐（793千卡）	晚餐（722千卡）
全麦面包72克，鸡蛋1个，牛奶250克，蒜蓉生菜（生菜150克）	二米饭（大米50克、小米25克），虾皮炒小白菜（虾皮3克、小白菜150克），鱼头豆腐汤（鱼头150克、豆腐100克），酸奶100克，苹果200克	红豆饭（大米50克、红豆25克），青椒牛柳（牛里脊75克、柿子椒50克、红彩椒50克、干木耳5克），蒜蓉丝瓜（丝瓜150克），牛奶燕麦粥（燕麦25克、牛奶100克）

运动方案举例

有氧锻炼

快走或打羽毛球、网球、乒乓球30分钟，游泳40分钟，交替进行。

哑铃锻炼

穿插其中，隔天进行，每次20分钟。

> **提示**
>
> 哑铃锻炼一般每组重复 10 ～ 15 次，体弱的人可以减少一些重量或阻力。

活动项目		身体活动强度及运动强度（代谢当量）		能量消耗表 [kcal /（标准体重·10min）]	
				男（66kg）	女（56kg）
球类	羽毛球，一般	中强度	4.5	49.5	42.3
	羽毛球，比赛	高强度	7.0	77.0	65.3
	网球，一般	中强度	5.0	55.0	46.7
	网球，单打	高强度	8.0	88.0	74.7
	乒乓球	中强度	4.0	44.0	37.3

有氧运动 + 肌肉锻炼计划

组合一：快走 40 分钟 + 哑铃 3 组

快走 40 分钟
步速：90 ～ 120 米 / 分
心率：120 ～ 140 次 / 分

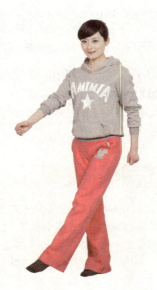

哑铃 3 组

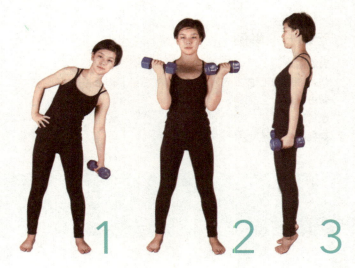

第 1 组

站立，双脚稍微分开，右手叉在腰间，左手持哑铃（2～3 千克的哑铃）自然下垂，身体向左侧弯曲，左手尽量下垂，再拉直身体。

做此动作 2 组，每组 20 次。两侧轮流做。主要练习腰腹部。

第 2 组

站立，双脚稍微分开。双手持哑铃，慢慢向上抬起至肩平，放下。

做此动作 2 组，每组 15 次。主要练习肩部。

第 3 组

站立，手持哑铃，置于大腿外侧，拳眼朝前，做提踵运动——脚后跟抬起、放下动作。练习时动作应舒展，动作节奏平稳，中速进行为宜。

重复提踵 25 ～ 75 次。主要练习腿踝部。

组合二：散步 1 小时 + 哑铃 2 组

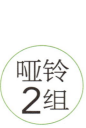

散步 **1** 小时

步速：60 ~ 80 米 / 分
心率：110 ~ 130 次 / 分

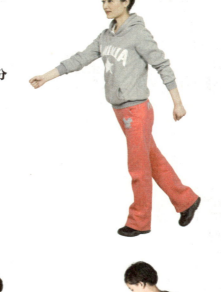

哑铃 **2** 组

第 1 组

双手拿哑铃站好，稍微弯曲膝盖，臀部向后伸出，上半身向前稍微弯曲。手肘向上抬起，将哑铃尽可能地抬高，抬到胸部高度后放下。

做此动作 2 组，每组 10 次。主要练习后背和手臂肌肉。

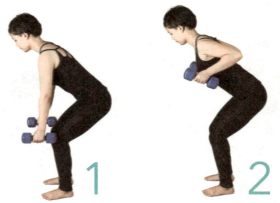

第 2 组

两脚分开与肩同宽，双手合握一个哑铃，将双臂向下垂直放到双腿之间做深蹲姿势。然后臀部用力起身，同时拿住哑铃的双手向前抛出，像画抛物线一样将哑铃抬到肩膀高度，手臂要始终保持伸直状态。哑铃放下，臀部回位。

做此动作 2 组，每组 10 次。主要练习大腿、腹部、臀部肌肉。

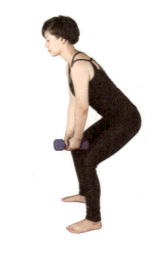

组合三：慢跑 30 分钟 + 俯卧撑 2 组

步速：一呼一吸之间以跑 5 步
为宜（呼 3 吸 2）
心率：120 ~ 140 次 / 分

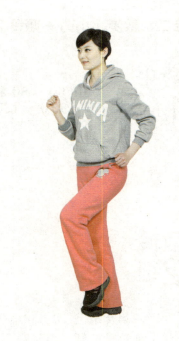

俯卧撑 2 组

第 1 组　抬头练胸

俯卧床上，身体放正直，抬头，双手支撑身体时挺胸抬头、双臂与床呈 90 度；俯下身体时胳膊弯曲，但身体不能挨床。

起初练十来个回合，以后逐渐增加。可锻炼胸部肌群。

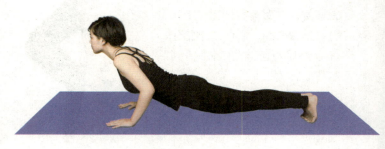

第 2 组　低头练腹

俯卧床上，身体放正直，低头，双手支撑身体时收腹低头、双臂与床呈 90 度；俯下身体时胳膊弯曲，但身体不能挨床。

起初练十来个回合，以后逐渐增加。主要练习腹部肌肉，有"将军肚"的人可以多尝试低头做俯卧撑。

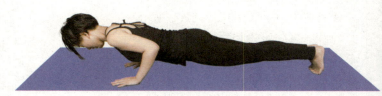

第 **6** 章

80岁以前不衰老
让老化来得慢一点

抗氧化是第一件要做的事儿

提前变老：祸起自由基

人体哪个部位最先变老？答案是眼睛。眼袋和眼角纹昭示着饱经风霜的人生。眼睛是人最需要注意保养的地方。然而，科学研究发现，自由基会使衰老提前或加速。

自由基之害

在正常的新陈代谢过程中，细胞内会产生一些自由基。在某些外界因素（如紫外线照射、抽烟等）影响下，体内的自由基数量还会增加。自由基能够攻击DNA、蛋白质、脂肪等。所以，人们认为，体内的自由基是衰老、生病的原因。

皮肤衰老祸起自由基

自由基中最重要的氧自由基，其实是"不稳定的氧分子"。人体吸入的氧气，98%被正常利用，还有2%会形成活性氧，在人体内四处游走，大搞破坏。自由基的破坏行为发生在皮肤上时，会造成胶原和弹性纤维的松弛和脆化，细胞核不能正常分裂，细胞间的脂质也会被破坏，不能再维持皮肤中的水分。而在这个连锁反应中，又会有更多的自由基被制造出来。

清除氧自由基的途径

❶	天然抗氧化剂	如维生素C、维生素E、类胡萝卜素、硒、谷胱甘肽等
❷	细胞内酶系统	如超氧化物歧化酶、过氧化氢酶、谷胱甘肽、辅酶Q_{10}等

抗氧化吃什么

蔬菜选择顺序： 红薯、芦笋、卷心菜、西蓝花、芹菜、甜菜、茄子、番茄、胡萝卜、金针菇、荠菜、雪里蕻、大白菜。

水果选择顺序： 木瓜、草莓、橘、柑、猕猴桃、杧果、杏、柿、西瓜。

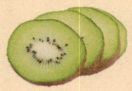

汤食选择顺序： 鸡汤、鱼汤。

护脑食品选择顺序： 核桃、花生、开心果、腰果、杏仁、松子、瓜子、大豆、糙米、猪肝、菠菜、番茄、胡萝卜、南瓜、芹菜、青椒、韭菜、葱、大蒜、蒜苗、小青菜、豌豆、茄子、菜花。

食油选择顺序： 亚麻籽油、茶油、橄榄油。

多种植物化学物，如多酚、类胡萝卜素、植物雌激素、硫化物等，具有明显的抗氧化作用。植物营养素与维护健康、预防疾病之间，并非"1对1"这样简单的关系，但只要根据《中国居民膳食指南（2022）》的相关要求，每人每天食用的食物达到12种以上，每周达到25种以上，就能最大限度地摄取多种植物营养素。

抗氧化很有效的营养素

抗氧化剂不是一种物质，而是各种各样有抗氧化能力的物质的总称。比如，类胡萝卜素、大蒜素、黄酮类化合物、多酚化合物（如茶多酚）等，都是抗氧化剂。这些抗氧化剂在体内组成了一道道防线，防止有害自由基对机体的伤害，维持体内自由基产生和清除的平衡，从而防止疾病发生、延缓衰老。

1 黄酮类化合物

作用

包括槲皮素、芸香素、芹菜素、花青素、异黄酮等，具有很强的抗氧化功效，能保护皮肤，有抗癌作用，在保护心血管健康方面也有重要作用。

来源

大豆及大豆分离蛋白、柑橘及柑橘提取物、葡萄、蓝莓和坚果等。

2 类胡萝卜素

作用

包括 β– 胡萝卜素、叶黄素及番茄红素，具有抗氧化功能，可以延缓衰老，有效抗癌。

来源

主要存在于红色、黄色蔬果中，如番茄、南瓜、胡萝卜、杏、杧果、红薯等。

3 大蒜素

作用

许多促癌剂或致癌剂导致细胞产生过多的活性氧并且超过细胞的清除能力时，细胞 DNA 分子的氧化性损伤就成了癌变的始发因素，而大蒜素能对抗某些毒物对机体的氧化性损伤。

来源

大蒜、洋葱、葱。

4 茶多酚

作用

能清除有害自由基、阻断脂质过氧化过程，有抗辐射、抗癌的功效，还可以提神醒脑、利尿解乏、助消化等。

来源

茶叶。

运动是抗氧化的必要一环

血液中自由基增加，可以引起心血管疾病，诱发脑血栓、动脉硬化，甚至会引起心肌梗死。研究证实，运动训练可引起组织内超氧化物歧化酶、谷胱甘肽过氧化物酶活性增强以及谷胱甘肽浓度增高，从而有助于清除自由基，延缓衰老进程。

抗氧化首选耐力性运动

运动分为有氧运动和无氧运动，其中有氧运动是预防多种疾病的首选，它有持续时间长、能增加耐力、脂肪消耗多、不积累疲劳、强度低等特点。

大多数研究证实，耐力训练可以提高体内超氧化物歧化酶和谷胱甘肽过氧化物酶的活性，所以长距离的散步、较长时间的健身操、慢跑、游泳和骑自行车等耐力性运动，有助于对抗自由基，从而起到抗衰老的作用。

避免高强度运动

研究发现，机体运动的时间越长，运动强度越大，产生的自由基越多。在高强度、运动量大的训练和比赛中，人体内会产生大量自由基，导致机体疲劳。科学家发现，"疲劳毒素"中的氧自由基及其诱发的氧化反应的长期毒害，是衰老发生的重要原因。

运动后抗氧化剂的补充

运动使人体产生更多的自由基，使机体中抗氧化剂消耗得更多，所以，运动后多摄取富含维生素C、维生素E、锌、硒和ω-3脂肪酸的食物，可以补充抗氧化剂，从而预防和缓解运动性自由基损伤，增进机体的抗氧化能力，缓解运动性疲劳。

对65岁以上老年人的运动建议

每周至少有3天进行提高平衡能力和防止跌倒的运动，如单腿站立、太极拳等。

有氧运动应该每次至少持续10分钟。

每周至少有2天进行大肌群参与的强壮肌肉活动。

因健康状况不能达到所建议的身体活动水平的老年人，应在能力和条件允许的情况下积极进行体力活动。

对于一些坐轮椅的老年人来说，多做一些上肢运动也有好处。

医生不说你不知道

如果在运动中出现眩晕、胸闷、胸痛、气短或过度疲劳症状，应立即中止运动，必要时应到医院诊治，尤其是老年人。要有"感到胸痛就上医院"的意识。

富含抗氧化剂的食物名单

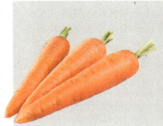

胡萝卜 防脑卒中的"土人参"

胡萝卜富含的胡萝卜素能够防止胆固醇被氧化成有害的形态堆积在血管内从而形成血液凝块。更重要的是，血液中若含有大量胡萝卜素和维生素A，就可预防脑卒中或减少脑卒中所造成的神经伤害，并且能加速身体康复。

这样烹饪胡萝卜更营养

若烹饪时能减少胡萝卜与空气的接触，胡萝卜素的保存率会更高。因此，烹饪胡萝卜最好采用高压锅炖、煮的方法。此外，因为胡萝卜素属于脂溶性物质，也就是说，它只有溶解在油脂中，才能转变成维生素A被人体吸收。所以，无论烧煮或炖汤，只要加入适量的肉类，就可起到助溶的作用，方便吸收。

喝胡萝卜汁抗氧化

成年人常饮胡萝卜汁有助于防止血管硬化，降低胆固醇，对消除代谢障碍、改善视力和防止头发脱落也有较好的效果。长期吸烟的人，如每天能饮半杯胡萝卜汁，对肺部就有很好的作用，有助于预防肺癌。

胡萝卜下酒危害健康？

胡萝卜不可与酒同食，否则会在肝脏中产生毒素，危害肝脏健康。所以，胡萝卜不宜做下酒菜，尤其是在饮用胡萝卜汁后，不宜马上饮酒。男性每天饮用新鲜胡萝卜汁至少1汤匙，坚持数日可明显缓解前列腺疾病的症状。

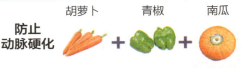

防止动脉硬化 胡萝卜 + 青椒 + 南瓜
补胡萝卜素、维生素C、维生素E等，保护血管

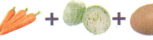

促进大脑活性 胡萝卜 + 卷心菜 + 鸡蛋
改善大脑供血、供氧状态

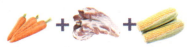

养肝明目 胡萝卜 + 羊肉 + 玉米
改善肝功能，补维生素A，保护视力，预防干眼症

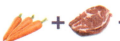

改善贫血 胡萝卜 + 牛肉 + 香菇
补铁、钙、B族维生素、优质蛋白等

肉炒胡萝卜丝：防心肺衰老

胡萝卜200克洗净，切丝；瘦猪肉50克洗净，切丝，与胡萝卜丝一起炒熟。这道菜可以提供维生素A，有保护视力、滋润皮肤、提高心肺功能等作用。

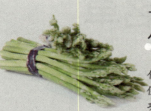

芦笋 预防多种癌症的得力帮手

医学研究证实，芦笋对淋巴瘤、皮肤癌、肺癌、血癌有抑制作用。芦笋所含的丰富组织蛋白，能有效地控制细胞异常生长，使细胞生长正常化；芦笋中所含的天冬酰胺有增强机体免疫力的功效。

芦笋选购有诀窍

在挑选芦笋时，选择头上坚硬密实、根部切口不干不蔫、茎部一弯就断、带有紧密的笋梢和柔嫩的绿色部分的。新鲜的芦笋买回来后，要把下半部分的皮削掉，根部发硬的部分也不能要，收拾干净的芦笋大概只剩下原来的一半，只有这样才能品尝到芦笋清鲜细嫩的滋味。芦笋最好即买即吃，如果实在需要储存，可将其装入塑料袋中放入冰箱里，能存 3~7 天。

芦笋怎么烹饪不失营养

芦笋脆嫩爽口，很适合凉拌和快炒。凉拌时芦笋要焯一下，焯的时间不宜过长，焯后应马上用冷水冲泡，否则不脆。由于芦笋中的叶酸很容易被破坏，所以如果用它来补充叶酸，应避免高温烹煮，最好用微波炉小功率热熟后再用。

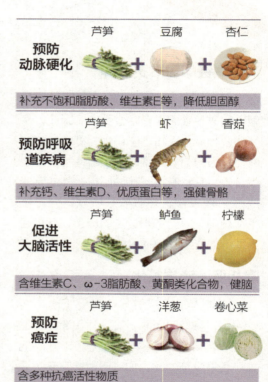

预防动脉硬化	芦笋 + 豆腐 + 杏仁
补充不饱和脂肪酸、维生素E等，降低胆固醇	

预防呼吸道疾病	芦笋 + 虾 + 香菇
补充钙、维生素D、优质蛋白等，强健骨骼	

促进大脑活性	芦笋 + 鲈鱼 + 柠檬
含维生素C、ω-3脂肪酸、黄酮类化合物，健脑	

预防癌症	芦笋 + 洋葱 + 卷心菜
含多种抗癌活性物质	

芦笋怎么吃更抗癌？

将芦笋与菇类搭配着吃，可以有效预防淋巴瘤，再往里面加一些薏米，对预防肠癌有很好的效果。如果跟西蓝花、卷心菜、胡萝卜、红薯搭配着吃，便能增强抗氧化、抗癌的效果。

鲜虾芦笋：抗疲劳、抗癌

芦笋 250 克，去老皮，洗净，切段；鲜海虾 100 克，去虾须，剪开虾背，挑出虾线，洗净，用料酒、淀粉腌渍 10 分钟。锅置火上，倒入植物油烧至七成热，放葱花、姜末炒香，放入鲜海虾、芦笋翻炒至熟，加盐调味即可。这道菜可以保护心血管系统，减少血液中的胆固醇含量，还能抗疲劳、抗癌。

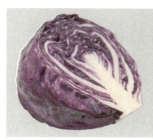

紫甘蓝 抑制炎症，养护关节

紫甘蓝富含花青素，是一种强有力的抗氧化剂，不仅能够保护人体免受自由基的损伤，有抗衰老、预防癌症的作用，还能增强血管弹性，保护心脏健康，抑制炎症和过敏，改善关节的柔韧性。

紫甘蓝宜加白醋烹饪

紫甘蓝具有特殊的香气和风味，可凉拌、炒食或制作泡菜等。凉拌吃，可以获取更多的水溶性维生素，如维生素 C、维生素 U、B 族维生素；炒着吃，可以补充更多的花青素，因为花青素在加热后更易被身体吸收。不论凉拌还是炒制，都宜加少许白醋，不仅可避免加热后紫甘蓝变成黑紫色，还可以减少抗氧化剂维生素 C 的损失。

每天一份十字花科蔬菜养肝防癌

十字花科蔬菜包括紫甘蓝、卷心菜、西蓝花、萝卜等，它们都可以增强身体的排毒功能。每天保证吃一份十字花科蔬菜就能增强肝脏的解毒功能，发挥其抗癌的功效。

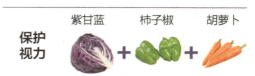

保护视力　紫甘蓝 ＋ 柿子椒 ＋ 胡萝卜
补充维生素C、胡萝卜素等，预防视网膜病变

预防关节病　紫甘蓝 ＋ 虾米 ＋ 豆腐丝
改善关节的柔韧性，补钙健骨

预防动脉硬化　紫甘蓝 ＋ 黑木耳 ＋ 绿豆芽
高钾、高维生素C、高花青素，有助于保护血管

消除疲劳　紫甘蓝 ＋ 紫菜 ＋ 鸡肉
优质蛋白、牛磺酸、维生素含量高，可以提神醒脑，赶走疲劳

紫甘蓝与卷心菜有什么区别？

在营养成分上，紫甘蓝和卷心菜没有太大的差别，但紫甘蓝含有丰富的花青素，适合凉拌；而卷心菜的新鲜汁液中含有更多的维生素 U，能治疗胃溃疡和十二指肠溃疡，有止痛及促进愈合的作用，适合炒、炝等。

紫甘蓝大拌菜：护眼降脂

紫甘蓝 200 克洗净，切丝；绿豆芽 100 克洗净，去掉根和芽；青椒 100 克洗净，切丝。将紫甘蓝丝、绿豆芽和青椒丝分别焯水，捞出过凉，加入白醋、盐、香油、白糖拌匀即可。这道菜可以降脂降压、通便减肥、保护视力。

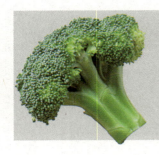

西蓝花 增强抗损伤、抗癌能力

西蓝花含有丰富的维生素A、维生素C和胡萝卜素，能增强皮肤的抗损伤能力，有助于保持皮肤弹性；含有的抗氧化剂和植物营养素，不仅有助于保护大脑组织免受毒素侵害，还能防治胃癌、乳腺癌、皮肤癌等。

蒸熟的西蓝花抗氧化作用更强

西蓝花中有一种很特殊的营养成分——硫代葡萄糖苷，它有很神奇的抗癌功能。硫代葡萄糖苷能溶于水，所以在煮熟的西蓝花中，其损失相当严重。相比之下，还是蒸熟的西蓝花最好，其中的硫代葡萄糖苷及多酚化合物的保留率最高。美国伊利诺伊大学科学家研究发现，最好将西蓝花隔水蒸5分钟。当西蓝花变成亮绿色的时候，其抗癌作用最强。

宜和其他十字花科蔬菜搭配

萝卜、卷心菜、芥菜和其他未煮过的十字花科蔬菜都含有芥子酶。西蓝花是天然抗癌化合物——萝卜硫素的极佳食物来源，而芥子酶对萝卜硫素的抗癌作用极为关键。一旦芥子酶遭到破坏，萝卜硫素就没有抗癌作用了。因此，同时摄入不同十字花科蔬菜，能恢复萝卜硫素的作用，增强抗癌功效。

烹调西蓝花时宜剪不宜切吗？

如果将整朵的西蓝花花簇直接放在案板上切，会有很多小粒花朵散落，造成营养损失。建议将西蓝花冲洗后，用剪刀从花簇的根部连接处剪下一个个花簇，或者用手直接掰下，这样能得到完整的花簇。

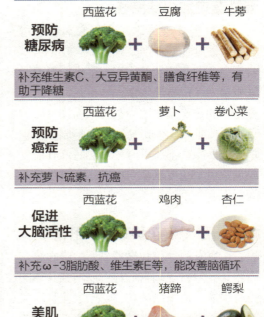

预防糖尿病	西蓝花	豆腐	牛蒡
补充维生素C、大豆异黄酮、膳食纤维等，有助于降糖

预防癌症	西蓝花	萝卜	卷心菜
补充萝卜硫素，抗癌

促进大脑活性	西蓝花	鸡肉	杏仁
补充ω-3脂肪酸、维生素E等，能改善脑循环

美肌	西蓝花	猪蹄	鳄梨
补充维生素C、胶原蛋白、维生素E等，护肤

西蓝花烩胡萝卜：预防多种癌症

西蓝花250克，胡萝卜50克。西蓝花用盐水洗干净，掰成小朵，入沸水中略焯，捞出，沥干水分；胡萝卜洗净，切片。炒锅置火上，倒入植物油烧至七成热，加葱花、蒜末炒香，放入胡萝卜翻炒，倒入西蓝花炒熟，用盐调味即可。这道菜可以降低心脏病与脑卒中发生的风险，预防多种癌症。

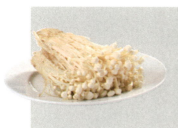

金针菇 对抗病毒感染

金针菇的蛋白质含量很高，其中的一种蛋白质可以改善哮喘、鼻炎、湿疹等过敏症状，也可以提高免疫力，甚至可以对抗病毒感染及癌症。另外，金针菇含赖氨酸较多，可健脑和促进儿童智力发育。

金针菇，黄的好吃

挑金针菇要选菌顶是半球形的，不要长开的（长开就说明老了）。买金针菇时还要留意颜色。白色的金针菇韧性大，有点塞牙；黄色的金针菇香味浓、口感嫩，更好吃。不过，不管哪种颜色，新鲜金针菇一般没有杂色。

金针菇吃法有讲究

金针菇盖滑、柄脆、味鲜，最常见的吃法是拌凉菜或涮火锅。在做金针菇之前最好用开水焯一下，这样可起到杀菌的作用，也容易使其煮软煮熟，不过吃的时候应避免过度烹煮。

金针菇的下半部分膳食纤维含量高，口感较差，烹饪时可一切为二，上半部分做汤、炒肉，下半部分剁碎拌馅儿，这样既不浪费，口感又好。注意一次不要吃太多，因为菇类富含纤维素，吃多了可能导致腹泻。

金针菇不熟易使人中毒吗？

新鲜金针菇中含有秋水仙碱，这种物质容易被氧化成有毒的二秋水仙碱，它对胃肠黏膜和呼吸道黏膜产生强烈的刺激作用。秋水仙碱易溶于水，充分加热后可以被破坏，所以，新鲜金针菇一定要煮熟再吃。

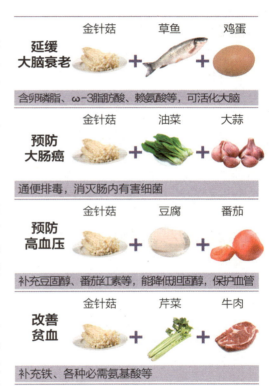

	金针菇	草鱼	鸡蛋
延缓大脑衰老	+	+	
含卵磷脂、ω-3脂肪酸、赖氨酸等，可活化大脑			
	金针菇	油菜	大蒜
预防大肠癌	+	+	
通便排毒，消灭肠内有害细菌			
	金针菇	豆腐	番茄
预防高血压	+	+	
补充豆固醇、番茄红素等，能降低胆固醇，保护血管			
	金针菇	芹菜	牛肉
改善贫血	+	+	
补充铁、各种必需氨基酸等			

金针菇拌黄瓜：补脑降压

金针菇、黄瓜丝各 150 克。金针菇入沸水中焯透，捞出沥干。取小碗，放入葱丝、蒜末、白糖、醋、盐和香油拌匀，调成调味汁。取盘，放入金针菇和黄瓜丝，淋入调味汁拌匀即可。金针菇中富含人体必需的多种氨基酸，对骨骼和大脑都非常有益，这道菜有补脑、降压、通便、排毒的功效。

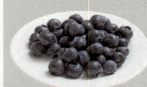

蓝莓 养眼，增强记忆力

蓝莓的主要成分是花青素，花青素在植物体内常与各种单糖结合形成糖苷，称为"花色苷"。花色苷有很强的抗氧化性，可抗自由基、延缓衰老、防止细胞的退行性改变，还可以增强毛细血管的柔韧性，改善血液循环，减弱血小板的黏滞性，防止血液凝块产生，增强心脑功能，保护更多的健康细胞免于被癌细胞侵蚀。

吃蓝莓健脑、防衰、防癌

蓝莓有助于改善人类与其他动物的中枢神经功能，从而逆转由衰老导致的神经信息传导减缓、认知能力退化。蓝莓对与衰老有关的瞬间失忆有明显的改善和预防作用，还可以降低患上老年痴呆的概率。研究显示，成人在工作疲倦时吃一些蓝莓，可以使头脑立即清醒起来，决策出错的概率也会有所降低。

蓝莓加奶酪消除眼疲劳

蓝莓中的花青素对预防自由基过高导致的眼睛晶状体的蛋白质氧化、晶状体混浊、白内障有益。对糖尿病引起的视网膜病具有较好的辅助治疗效果。如果想让眼睛变得更加黑白分明，可用蓝莓搭配奶酪（或酸奶）食用，因为乳制品中的维生素 B_2 能有效消除眼部充血和晶状体混浊现象。

吃蓝莓酱健康吗？

蓝莓酱富含花青素、黄酮类化合物和矿物质等，营养价值很好。所以，在需要用到糖的场合，都可用蓝莓酱来代替，比简单加糖更多地补充营养成分。但需注意的是，果酱含糖量很高，每天食用量以 1～2 勺为宜。

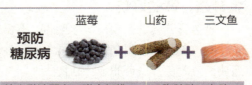

	蓝莓	山药	三文鱼
预防糖尿病	+	+	

补充黏液蛋白、膳食纤维、ω-3脂肪酸，有助于稳定血糖

	蓝莓	酸奶	燕麦
预防高血压	+	+	

补充钙、膳食纤维等，有助于防止血压升高

	蓝莓	牛奶	芋头
促进大脑活性	+	+	

补充花青素、优质蛋白、铁、B族维生素等，改善脑循环

	蓝莓	枸杞子	玉米
预防眼球老化	+	+	

补充花青素、胡萝卜素、玉米黄质等护眼营养素

蓝莓豆浆：保持大脑年轻

蓝莓 150 克，豆浆 300 毫升。蓝莓洗净，切小块。将豆浆和蓝莓放入榨汁机中搅打均匀即可。蓝莓豆浆健脑补脑，可增强记忆力、降血压、降血脂、降血糖。

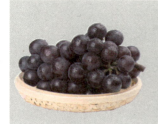

紫葡萄 阻止健康细胞癌变

紫葡萄中含有一种强抗氧化剂——白藜芦醇（葡萄汁或葡萄酒中都含有），它可以阻止健康细胞癌变，并能抑制癌细胞扩散，在防治心血管疾病方面也有突出的效果。另外，紫葡萄中还含有番茄红素，这也是一种可有效抗癌的物质。

葡萄最好整颗吃

葡萄的皮、子和汁中有一种天然的抗胆固醇物质，能对抗人体血液中胆固醇升高和降低血小板的凝聚力，对血管硬化、冠心病、高胆固醇血症、脑血栓都有一定的食疗作用，所以，吃葡萄时最好整颗吃。尤其是葡萄皮，比葡萄肉和子含有更丰富的白藜芦醇，具有降血脂、抗血栓、预防动脉硬化、增强免疫力等作用。

紫葡萄汁抗氧化功能强

紫葡萄汁能提高血浆里的维生素 E、维生素 C 等天然抗氧化剂的含量，尤其是其中的多酚，含量最高，活性最强。这些抗氧化剂能延缓衰老，改善心血管功能，降低心脏病的发病风险。另外，紫葡萄汁还有助于保护脑功能，减缓或者逆转记忆力减退。建议最好饮用 100% 纯度的紫葡萄汁，这样效果会更好。

紫葡萄汁喝得越多越好吗？

果汁会使血清中的血糖与胰岛素浓度快速升高，所以紫葡萄汁再好，也不宜过量饮用。其实，每种果汁中所含的成分不同，抗氧化活性也不同，因此最好经常混饮多种果汁，如紫葡萄汁、苹果汁、酸果汁等，这样更能抗衰老。

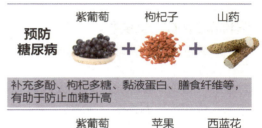

	紫葡萄	枸杞子	山药
预防糖尿病	+	+	

补充多酚、枸杞多糖、黏液蛋白、膳食纤维等，有助于防止血糖升高

	紫葡萄	苹果	西蓝花
预防癌症	+	+	

含多种抗癌活性成分，尤其能预防乳腺癌、肺癌

	紫葡萄	番茄	小麦
预防心血管疾病	+	+	

提高血浆里的抗氧化剂含量，改善心血管功能

	紫葡萄	鸡蛋	草莓
消除大脑疲劳	+	+	

补充卵磷脂、抗氧化剂等可提升脑力的营养素

葡萄鲜橙汁： 抗癌抗衰老

葡萄 100 克洗净（不去皮、不去子），在碗中切碎；橙子 50 克去皮去子，在碗中切丁。将备好的食材及碗中溢出来的汁液一起倒入果汁机中，加适量水打成果汁后加入蜂蜜调匀即可。葡萄鲜橙汁可以抗癌、抗衰老、美白润肤、保护心血管。

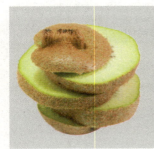

猕猴桃 抗衰老的"长生果"

猕猴桃富含有助于减少皱纹并改善皮肤结构的维生素C，因此被誉为"青春果""长生果"。药理研究表明，猕猴桃可防止致癌物质亚硝胺在体内的生成，还可降低胆固醇和甘油三酯水平，对消化道癌症、高血压、心血管疾病具有显著的预防和辅助治疗作用。

这种猕猴桃富含维生素

浓绿色果肉、味酸甜的猕猴桃品质最佳，维生素含量最高；果肉颜色浅些的略逊。另外，猕猴桃一定要买通体坚硬毫无碰伤的，因为一旦变软，猕猴桃就会局部成熟而其他部分酸涩，甚至腐烂变味，很难吃。买回后和熟苹果放在一个塑料袋中，扎紧口静置3~5天，等果实基部能微微按软时切开食用。

猕猴桃籽降血脂

猕猴桃具备天然的血液稀释功能，能减少血液凝块的形成。值得一提的是，从猕猴桃籽中提取到的猕猴桃籽油，富含黄酮类化合物、硒元素及其他生物活性物质，其中亚油酸、亚麻酸等不饱和脂肪酸占75%以上。因此，猕猴桃籽能够辅助降低血脂和软化血管。建议在吃猕猴桃时多咀嚼，将籽彻底嚼碎再吃掉。

吃烧烤后来个猕猴桃？

常吃烧烤能使癌症的发病率升高，因为烤制的食物下肚后会在体内进行硝化反应，产生致癌物。吃完烧烤（或方便面、酸菜），最好吃一个猕猴桃，它所含的维生素C能阻碍致癌物的形成，而所含的大量蛋白酶还可帮助消化。

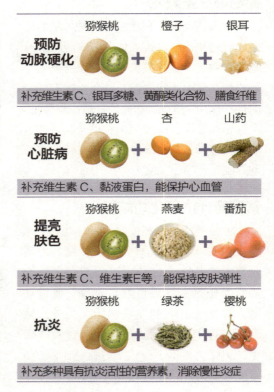

预防动脉硬化
猕猴桃 + 橙子 + 银耳
补充维生素C、银耳多糖、黄酮类化合物、膳食纤维

预防心脏病
猕猴桃 + 杏 + 山药
补充维生素C、黏液蛋白，能保护心血管

提亮肤色
猕猴桃 + 燕麦 + 番茄
补充维生素C、维生素E等，能保持皮肤弹性

抗炎
猕猴桃 + 绿茶 + 樱桃
补充多种具有抗炎活性的营养素，消除慢性炎症

银耳猕猴桃羹：修复黄褐斑

猕猴桃100克去皮，切丁；莲子10克洗净；银耳10克用水泡发30分钟，去蒂，撕成朵。锅内放水，加入银耳、莲子煲汤，最后加入适量冰糖，倒入猕猴桃丁，搅拌均匀即可。这道美食不仅可以修复黄褐斑，还可作为餐后点心，促进肉食的消化。

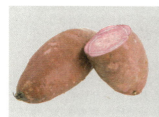

紫薯 护血管，抗过敏

紫薯除含有淀粉、蛋白质、膳食纤维外，还富含花青素、硒（被称为"抗癌大王"），有较强的抗氧化作用，能护血管、抗过敏，所含的黏液蛋白还有防癌作用。

吃紫薯降压不发胖

国外研究发现，每天吃上两次紫薯，可有效降低血压，其降压作用与燕麦相当，而且不会导致发胖。在吃法上需讲究，不油炸、不加黄油，最好是带皮烤熟或煮着吃。注意一定要带皮吃，因为紫薯皮含有降压的有效成分——膳食纤维。

将紫薯代替主食吃能抗癌

一项研究发现，将紫薯纳入日常饮食可帮助预防癌症。因为紫薯中的花青素、绿原酸和抗性淀粉等多种物质可能同时通过不同途径杀死结肠癌干细胞，从而遏制癌细胞扩散。注意将薯类和主食交换着吃，吃了薯类，就要相应减少主食的量，比如吃紫薯 100 克，应减少主食 25 克。

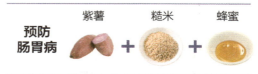

预防肠胃病	紫薯 + 糙米 + 蜂蜜

补充有机酸、酶、膳食纤维等，能调理肠胃

预防心血管疾病	紫薯 + 西米 + 苦瓜

补充维生素C、膳食纤维、花青素等，能降低甘油三酯、促进胆固醇的排出

预防肺病	紫薯 + 银耳 + 百合

含有的独特成分能够滋阴、润肺、止咳

抗衰老	紫薯 + 山药 + 黑豆

补充花青素、硒、山药多糖、黄酮类化合物，抗氧化

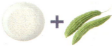

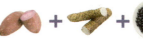

紫薯紫米粥：调养"三高"

紫薯 100 克，糯米、紫米、红米、黑米各 30 克，芸豆、大麦仁、燕麦各 20 克，熟板栗 50 克，椰子果酱 10 克，黑米粉少许。将糯米、紫米、红米、黑米洗净，浸泡 30 分钟；芸豆、大麦仁、燕麦洗净，浸泡 3 小时；紫薯切丁；将所有食材一起煮粥。这道粥可以降血压、降胆固醇，有助于控制血糖。

紫薯不宜空腹吃

紫薯、红薯最好不要空腹吃，否则会导致胃灼热。一次也不要吃太多，否则容易出现淀粉消化不良症状，如泛酸水、腹胀等。建议将紫薯与含脂肪、蛋白质丰富的食物（如鸡蛋等）同吃。

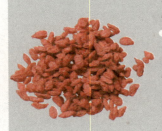

枸杞子 保肝明目，降脂降糖

枸杞子有提高免疫力、抗氧化、抗衰老、抗疲劳等作用。其所含的黄体素、玉米黄质等对防止视网膜黄斑变性有益。另外，食用枸杞子，还具有保肝的作用，能抑制脂肪在肝细胞内沉积，并促进肝细胞的新生。枸杞子也可以显著地降低血液中的胆固醇和甘油三酯的水平；可以防止餐后血糖快速上升，是肝炎、脂肪肝、高脂血症、糖尿病患者的保健佳品。

枸杞子生嚼最营养

生活中，很多人喜欢用枸杞子泡水、煲汤吃（一般出锅前10分钟放入）。其实，直接嚼着吃，更有利于发挥枸杞子的保健功效。用枸杞子泡水或煲汤时，只有部分药用成分能释放到水或汤中，而将枸杞子泡发后，直接用嘴嚼，对其营养成分的吸收会更加充分。

不过，生嚼枸杞子在数量上最好减半，否则容易滋补过度。一般来说，健康的成年人每天吃20粒左右的枸杞子比较合适；如果想起到治疗的作用，每天可以吃30粒左右。

炒菜、做粥的时候放一把

枸杞子只有在坚持食用的情况下，才有药物价值，偶尔吃一两次是没有效果的。建议把干枸杞子稍微泡一下，在炒菜、做粥时，或者在蒸馒头、煮水饺时，放一点进去当配料。也可以在用豆浆机磨豆浆的时候，放上一小把枸杞子。

烹饪枸杞子什么时候放入最好？

烹饪枸杞子的时间不能太长，应该在炒菜或者煲汤收尾的时候放入枸杞子，这样就可以防止大量营养成分流失。

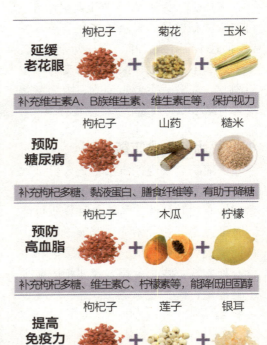

	枸杞子	菊花	玉米
延缓老花眼	+	+	
补充维生素A、B族维生素、维生素E等，保护视力			
	枸杞子	山药	糙米
预防糖尿病	+	+	
补充枸杞多糖、黏液蛋白、膳食纤维等，有助于降糖			
	枸杞子	木瓜	柠檬
预防高血脂	+	+	
补充枸杞多糖、维生素C、柠檬素等，能降低胆固醇			
	枸杞子	莲子	银耳
提高免疫力	+	+	
补充枸杞多糖、棉子糖、银耳多糖等，能调节免疫力			

山药枸杞粥：降脂明目

糙米80克，淘净后用水浸泡4小时；山药100克洗净，去皮，切丁；枸杞子5克洗净。锅置火上，加水烧沸，放入糙米、山药丁煮至软烂后加入枸杞子略煮即可。这道粥不仅可降脂明目，还可促进血液循环，消除疲劳，使人迅速恢复体力。

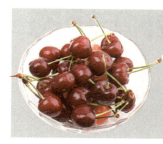

樱桃 抗炎护心，降尿酸

樱桃所含的花青素是很有效的抗氧化剂，可以促进血液循环，改善血管壁弹性，保护心脏健康。另外，樱桃富含的花青素和槲皮苷还具有明显的抗炎作用，可降低血液中的尿酸值，有助于预防痛风性关节炎的发生。

颜色越深的樱桃抗氧化作用越强

樱桃的颜色越深，其花青素的含量越高。所以紫色樱桃抗氧化作用最强，深红色樱桃次之，浅红色樱桃再次，黄色樱桃最弱。对于肌肉酸痛的人来说，食用紫色樱桃几天便能消肿、减轻疼痛。

喝酸樱桃汁润肤促眠

酸樱桃汁有润肤作用，可消除皮肤暗疮、疤痕，还可改善睡眠质量，防止心脏早衰。酸樱桃汁是褪黑激素的自然来源，而褪黑激素有助于调节人体"睡眠—清醒"周期节律，可使人快速进入梦乡。

吃樱桃有宜忌

樱桃性温热，多食容易上火，普通人每天吃 10 颗即可，热性病患者、虚热咳嗽者及容易上火者禁食。另外，不可空腹食用樱桃，以免引起消化不良或腹泻等。

樱桃含铁量高吗？

这是对樱桃的一种误解。我们常吃的樱桃，每百克含铁量只有 0.4 毫克，与苹果（每百克含铁 0.6 毫克）、梨（每百克含铁 0.5 毫克）、葡萄（每百克含铁 0.4 毫克）大致相当，事实上，大部分水果的含铁量都不高，且吸收率较低。

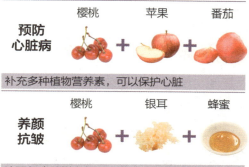

	樱桃	苹果	番茄
预防心脏病	+	+	

补充多种植物营养素，可以保护心脏

	樱桃	银耳	蜂蜜
养颜抗皱	+	+	

让面部皮肤嫩白红润，有去皱清斑的作用

	樱桃	豆腐	蓝莓
预防卵巢衰老	+	+	

补充黄酮类化合物，对保持卵巢年轻有益

	樱桃	米酒	紫甘蓝
预防关节痛	+	+	

活血止痛，改善关节柔韧性，抵抗关节炎

樱桃苹果汁：减轻肌肉酸痛

苹果 200 克，樱桃 100 克。将樱桃清洗干净，去蒂除子；苹果洗净，去皮去核，切块。将苹果块和樱桃放入榨汁机中榨成汁即可。樱桃苹果汁可以去皱清斑、减肥排毒、减轻肌肉酸痛、预防动脉粥样硬化。

多做小运动，由内而外年轻态

拍打四肢

帮助血管"按摩"

经常拍打腿部和手臂，帮助刺激身体局部的肌肉组织，促进肌肉有效收缩，每次肌肉收缩都会挤压血管，能有效促进血液在血管内的顺利流动，相当于在给血管"按摩"，它可改善血液循环，从而有效保持血管弹性。

拍打上肢

1 左臂垂直放松，右手五指并拢，掌指关节微屈成空心掌。

2 从上到下或从下到上反复拍打手臂。也可用拳头或掌根击打。

3 两臂交替进行，做 50 ~ 80 次。

拍打腿部

1 双手五指并拢，掌指关节微屈成空心掌。

2 双手分别从上到下拍打同侧的腿部，可同时进行或间隔进行。

3 做 50 ~ 80 次。

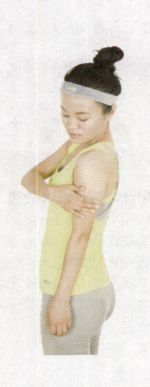

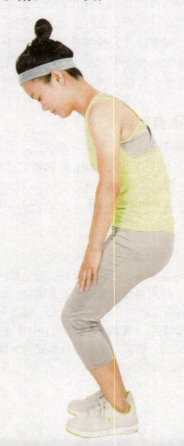

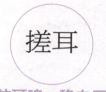

搓耳

防耳鸣，稳血压

耳朵上布满了穴位，我们身体各个部位在耳朵上都有相应的反射区。不少养生学家也以"五脏六腑，十二经脉有络于耳"的理论为指导。平时如能坚持搓耳、捏耳，就可强健身体。

常搓耳有助于防耳鸣

双手掌轻握双耳郭，先从前向后搓49次，再从后向前搓49次，以使耳郭皮肤略有潮红、局部稍有烘热感为度。每日早、晚各1次，搓后顿有精力倍增、容光焕发、耳聪目明的感觉。

搓耳养脑法

如果患有某些疾病，在搓耳之后，还应搓耳部的相应区域。如果是高血压患者，用拇指搓耳轮后沟，向下搓时用力稍重，向上搓时用力稍轻；而低血压患者，搓耳手法与高血压患者相同，只不过向下搓时用力稍轻，向上搓时用力稍重。如果是失眠者，在临睡前，用食指搓压双耳三角窝区，每次持续1~3分钟，可助其在夜里睡得更香。另外，用拇指、食指揉捏耳屏至产生胀痛感，可防头痛、头晕等脑血管、脑神经病症。

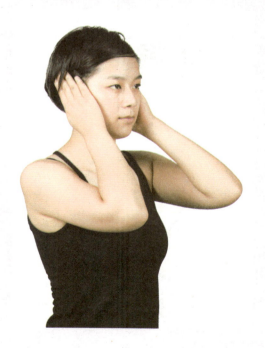

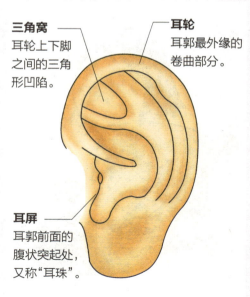

三角窝
耳轮上下脚之间的三角形凹陷。

耳轮
耳郭最外缘的卷曲部分。

耳屏
耳郭前面的腹状突起处，又称"耳珠"。

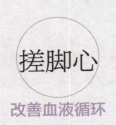

搓脚心

改善血液循环

脚心的涌泉穴，位于足前部凹陷处第2、3趾趾缝纹头端与足跟连线的前三分之一处，是足少阴肾经的起点。《黄帝内经》中说："肾出于涌泉，涌泉者足心也。"意思就是说：肾经之气犹如源泉之水，来源于足下，涌出灌溉周身四肢各处。经常按摩此穴，可以活跃肾经内气，颐养五脏六腑，从而强身健体，防止早衰，对肾亏引起的眩晕、失眠、耳鸣、咯血、鼻塞、头痛等有一定的疗效。

搓脚心的方法

1 泡脚最好选用木盆，先将脚放入37℃左右的水中，开始时水不宜过多，浸过脚板就行，浸泡一会儿后，再逐渐加热水至踝关节以上（中途可加热水1～2次），热水温度一般保持在40～50℃，水温过高（超过55℃）会对皮肤造成刺激，过低（低于30℃）会使人受凉，泡脚时双脚要时常搓动。泡脚时间不宜过长，以15～30分钟为宜（时间太长的话，容易增加心脏负担）。

2 泡脚后用洁净的干毛巾擦干脏部。坐在床边或椅子上休息片刻。

3 将双手互相擦热后，左脚盘在右侧大腿上，用右手心上的劳宫穴（属于心包经，在手掌心，第2、3掌骨之间偏于第3掌骨，握拳屈指时中指尖处）按摩左脚心上的涌泉穴，然后右脚盘在左侧大腿上，用左手心上的劳宫穴按摩右脚心上的涌泉穴，转圈按摩，直到局部发红发热。按摩时动作要缓和连贯，轻重合适。

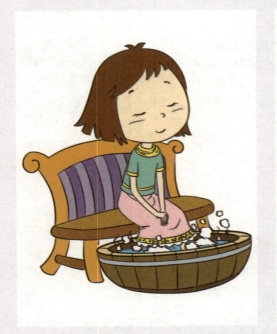

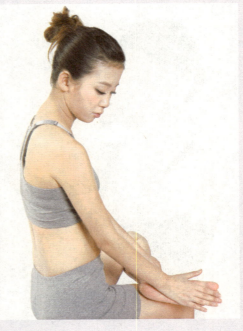

腹式呼吸

增大肺活量，易长寿

古代医学家早就认识到腹式呼吸是祛病延年、健康长寿的法宝，并创造了"吐纳""龟息""气沉丹田""胎息"等健身方法。唐代名医孙思邈对腹式呼吸尤为推崇，他主张"引气从鼻入腹，吸足为止，久住气闷，乃从口中细细吐出，务使气尽，再从鼻孔细细引气入胸腹"。这就是腹式呼吸。

腹式呼吸的方法

腹式呼吸简单易学，站、立、坐、卧皆可，但以躺在床上练习最好。仰卧床上，放松肢体，思想集中，排除杂念；用鼻子深吸气，用力让腹部、肺部充满气，不要停，继续尽力吸气，吸到不能再吸时屏息 4 秒左右；再将腹部、肺部的气慢慢用口呼出，呼出一条线，而且呼气过程至少要 8 秒钟，不能中断。

腹式呼吸的 5 个要旨

为了更好地练习，大家要记住 5 个要旨。第一，吸气时，肚皮鼓起；呼气时，肚皮慢慢缩紧。第二，呼吸要做到深、长、匀、细，无论吸还是呼都要尽量达到"极限"，即吸到不能再吸，呼到不能再呼。同理，腹部也要相应胀大与收缩到"极限"，如果每口气直达丹田则更好。第三，进行时，注意力要集中在呼吸上。第四，每次做 5 ～ 15 分钟。第五，身体好的人，屏息时间可延长，身体差的，可以不屏息，但气要吸足，呼出要彻底。

腹式呼吸的保健功效

呼吸导引生命力。从某种意义上说，呼吸越平静的人身心越健康，而性格暴躁易怒的人呼吸不会平稳，易折寿。腹式呼吸的最大特点是能够增加膈肌的运动范围，而膈肌的运动直接影响肺的通气量。研究证明，膈肌每下降 1 厘米，肺通气量可增加 250 ～ 300 毫升。进行 3 个月的腹式呼吸锻炼，一般可使膈肌的活动范围增加 2 ～ 3 厘米，半年后可增加 4 厘米，这对于肺功能的改善大有好处，是老年性肺气肿及其他肺通气障碍的重要康复手段之一。

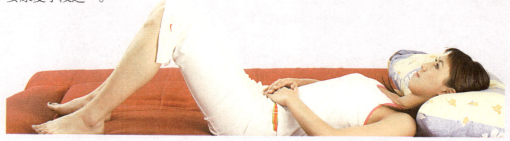

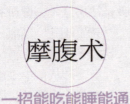

摩腹术

一招能吃能睡能通

《黄帝内经》上说："腹部按揉，养生一诀。"唐朝名医孙思邈认为："腹宜常摩，可去百病。"中医认为，人体的腹部为"五脏六腑之宫城，阴阳气血之发源"。摩腹可调整人体阴阳气血，改善脏腑功能，驱外感之诸邪，清内生之百症。双手交替按摩腹部，能加强对食物的消化、吸收和排泄，缓解食物积滞于胃、滞化不行、胃脘胀痛、气滞不顺、血淤欠畅、胃肠积满等症状，还可防治便秘和慢性胃肠炎。

摩腹的方法

摩腹以仰卧、袒腹、手直接触及皮肤效果最佳，一般选择在入睡前和起床前进行。排空小便，洗净双手，取仰卧位，双膝屈曲，全身放松，左手按在腹部，手心对着肚脐，右手叠放在左手上。先按顺时针方向，绕脐摩腹50次，再按逆时针方向摩腹50次。摩腹时用力要适度，精力集中，呼吸自然，持之以恒，一定会收到明显的健身效果。按摩结束后，可以将发热的双手放在丹田处（脐下3寸处），使揉动时的热量被身体充分利用。

摩腹的注意事项

需注意的是，摩腹不可在"过饱"或"过饥"的情况下进行，腹部皮肤化脓性感染或腹部有急性炎症（如肠炎、痢疾、阑尾炎等）时不宜按揉，以免炎症扩散；腹内有恶性肿瘤者也不宜摩腹，以免导致癌细胞扩散或出血。摩腹时，出现腹内温热感、饥饿感，或产生肠鸣音、排气等，均属于正常反应，不必担心。

摩腹可以加强对食物的消化、吸收和排泄。建议大家养成这个好习惯。

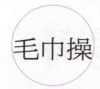

毛巾操

减缓心脏的衰退

心脏每年萎缩 0.3 克，心脏萎缩导致人老后易患上高血压等疾病。利用毛巾拉伸关节、筋骨，放松肌肉，可以改善头颈部血液循环，调节血管张力，使心率有规律地加快、减慢，让心脏更强壮。

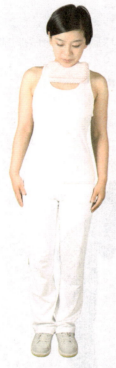

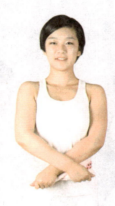

2 双脚并拢站立，将毛巾缠绕于腰部，双手抓住毛巾两端于腹部交叉。夹紧手臂，将毛巾两端尽量向两侧拉伸，保持动作 8 秒，然后放松。

1 将毛巾卷成一个圆筒，夹在脖子、下巴间。用力挤压毛巾筒 5 ~ 10 次，每次挤压保持 8 秒。

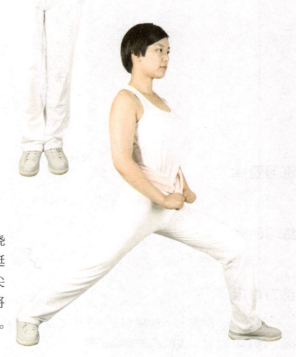

3 双腿并拢站立，将毛巾缠绕腰部，双手握住毛巾两端。腰背挺直，左腿向前跨一大步，右脚脚尖点地，右腿绷直，呈弓步姿势。将身体重心压向左腿，然后恢复原位。左右腿轮流做 10 次。

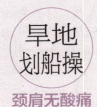

旱地
划船操

颈肩无酸痛

　　在划船运动中，双臂拉桨动作非常准确地锻炼了人的颈背和腰部肌群，锻炼价值高，对缓解背部不适有很大的益处。

练习要求

　　开始部分：身体先挺直，双脚开立。由髋处上体开始前倾，塌腰挺胸，抬头向前看，双手前举如抓住船桨。

　　练习部分：双手从前向后，如拉船桨的动作，此时后背肌肉用力夹紧。

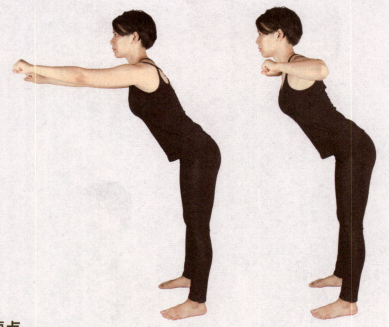

练习要点

　　上身前倾，双手由前向后运动。大约做 50 次。

练习时间

　　每天白天或晚上做一次。

练习作用

　　对颈椎、胸椎、背部肌肉是一种综合锻炼。可有效缓解颈背部许多症状，根除伏案工作者和中老年人的背部疼痛问题。

背部撞树法

护脊柱，防驼背

生活中，我们常能看到一些老年人低着头、弓着背，给人一种的确老了的感觉，许多人认为，年纪大了、骨头老化了，自然就会驼背。其实，老来驼背不是偶然的，有很多高危因素。比如，当出现骨质疏松时，脊柱的椎体受压缩变扁，脊柱支撑无力，背就直不起来了。女性进入绝经期后，雌激素水平降低，骨钙量迅速减少，也容易腰酸背痛、驼背弯腰。不过，年老后发生的驼背绝大多数是由脊柱退变引起的，因此有必要锻炼脊柱，预防衰老。

练习方法

可以用背部撞击树木，也可以撞击墙壁、沙袋等。除垂直撞击外，还可以将背从左向右旋转撞击，或用身侧撞墙，力求让整个背部都获得适当的挤压。

对于老年人来说，虽然撞树法简单易学，但要注意在撞击时应由轻到重，时间由短到长，一般每次 10～20 分钟就可以了。另外，由于老年人的各项功能已经开始退化，所以撞击时不宜用力过猛，以防出现骨折，甚至伤及内脏。

练习作用

用背部撞击树木，目的就是按摩、挤压背部经络及其上穴位，以促进全身的血液循环，活络全身血脉。

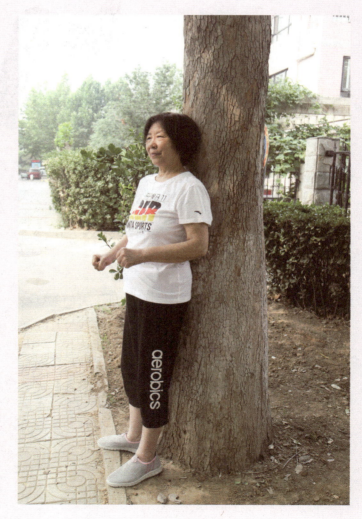

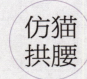

**仿猫
拱腰**

腰酸背痛无影踪

方法

每天清晨睡醒后，趴在床上，撑开双手，双腿伸直并拢，撅起臀部，像猫儿拱起脊梁那样用力拱腰，再放下高挺的臀部，反复十几次。

功效

可促进全身血流畅通，改善腰酸背痛等症状。

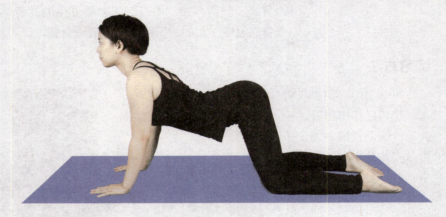

**仿猫
打盹**

恢复一天好精力

方法

选择一个较为清静的地方，轻松地坐下来或站立，轻轻闭上双目，眼睑下沉，调匀呼吸，保持心静。

功效

仿猫打盹有助于人们恢复精力，是克服疲乏的一种好方法。研究人员也证实，当人仿猫打盹时，大脑和肌肉立即呈松弛状态，脑电波频率从每秒 10 次降至每秒 1 次，这非常有助于精神和体力的恢复。

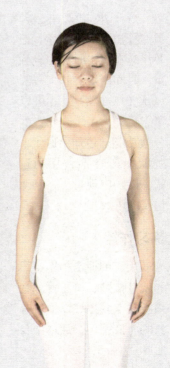

第 **7** 章

管理好慢性病
别让疾病
夺走你的寿命

高血压

目前我国人口血压达标率低，主要表现为收缩压达标率低。特别是 50 岁以上的老年人，他们害怕血压低了以后难受，就不敢降，这是不对的。事实上，血压每降低 4 毫米汞柱，冠心病的发病风险就能降低 15%，脑卒中的发病风险就能降低 23%。

降压是硬道理

"140" 是血压达标值。要保护心脏，必须把收缩压降到 140 毫米汞柱（mmHg）以下。由于血压水平与心、脑、肾并发症的发生率呈线性关系，因此必须采取有效的治疗使血压降至正常范围内。

一般情况下，高血压患者的血压应降至 140/90mmHg 以下。

75 岁以上的高龄老年人可降至 150/90mmHg 以下。

合并糖尿病的患者血压应降至 130/80mmHg 以下。

慢性肾病患者、24 小时蛋白尿大于 1 克者血压应降至 130/80mmHg 以下。

高血压患者，劳累"要不得"

过度劳累会引起身心俱疲，易致血压升高。患高血压的老年人要避免过度劳累，特别是避免精神疲劳。下列方法可排解和防止过度劳累。

保持充足有效的睡眠。睡眠不能光看时间长短，更要追求睡眠质量，多梦、易惊醒的睡眠质量不高。

避免长时间阅读、写作和用脑。

避免长时间会面、交谈……总之，不要长时间持续做一件事情，哪怕是看电视。无论什么活动，只要出现疲劳感，都应该中止活动，立即休息。假如是在工作中出现头痛、头晕、体力不支或胸闷等不适，应向周围人说明情况，切不可勉强支撑。

降压要平稳，太快太慢都不好

部分高血压患者不能接受"高血压需要终身治疗"这个现实，害怕长期服用降压药产生副作用，或者会把血压降得过低。不少人在吃了一段时间的降压药以后，发现自己的血压正常了，便擅自停药。殊不知，所谓的"血压正常"是药物的作用，一旦停药，血压便会再次升高。

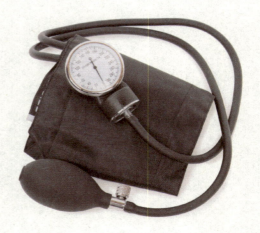

　　一般来说，高血压患者如果在用药后能够把血压控制在 140/90mmHg 以下，没有不适症状，就应继续服用原先的药物，药物种类和剂量均不用调整。如果用药后血压控制在 120/80mmHg 以下，也不必担心，这是最理想的血压，可维持原来的药物剂量。如果血压继续下降至 110/70mmHg 以下，可在医生指导下将现有药物减半服用或停用一种降压药物，但不要停用所有药物，以免数天后血压回升至用药前的水平。

降压第一步：改变"重口味"

　　大量研究证实，高钠饮食会使血压升高，而低钠饮食可使收缩压降低，每天摄盐量减少 2 克，人群平均收缩压和舒张压可分别降低 2mmHg 和 1.2mmHg。此外，高钠饮食还可能直接损伤组织器官。与钠恰恰相反，钾可以缓冲钠盐升高血压的作用，对脑血管有独立的保护作用。研究显示，以水果和蔬菜为主的高钾食品，不仅可使高血压患者的收缩压和舒张压下降，对健康人也有着同样的效果。对口味重的人来说，限盐简直就是在剥夺他们饮食的乐趣，很难坚持，如果实在达不到世界卫生组织提出的标准，不妨从补钾入手，让钾和钠的摄入量尽可能接近 1：1，这样也可以保护血管。

高钙、高钾、高纤维和高血压的对抗关系

　　钙的补充：目前认为补钙虽不是一种确实有效的高血压治疗手段，但适当地补充钙对高血压的防治有益。尤其是绝经后的妇女，补钙有利于防治骨质疏松。含钙高的食品有牛奶、酸奶、虾皮等。

　　钾的补充：动物实验表明，钾的摄入量高可以预防脑卒中。钾摄入量低（<1.5g/d）而钠摄入量高（>5g/d）的地区，高血压和脑卒中的发生率都很高。每天在正常膳食基础上增加钾的摄入可以降低血压。丰富的水果和蔬菜可保证摄入充足的钾。应多吃含钾、钙丰富而含钠低的食品，如土豆、茄子、海带、莴笋等。

　　高纤维饮食：一些研究证明，高纤维、低脂肪饮食可以降低血压、控制血脂，对心血管疾病的防治有好处。富含可溶性膳食纤维的食物包括：燕麦麸、豆类、鹰嘴豆、大米、麦麸、大麦、草莓等。

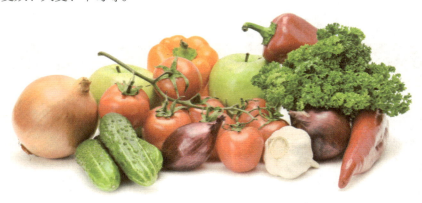

宜吃与忌吃食物

宜吃		
谷薯	荞麦、糙米、玉米、燕麦、薏米、黑米、小米、土豆、红薯等	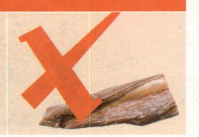
蔬菜	大蒜、黄瓜、苦瓜、冬瓜、番茄、生菜、莴笋、芹菜、大白菜、油菜、芦笋、荠菜、茼蒿、豌豆苗、绿豆芽、菠菜、空心菜、茄子、洋葱、白萝卜、胡萝卜、山药等	
水果	西瓜、橙子、柚子、柠檬、桃、李子、柿子、梨、苹果、香蕉、橘子、菠萝、草莓、桑葚、樱桃、猕猴桃等	
肉蛋奶	鸡肉、猪瘦肉、牛瘦肉、鸡蛋、鹌鹑蛋、牛奶、酸奶等	
豆与豆制品	绿豆、红豆、黑豆、豆腐、豆腐干等	
水产品	甲鱼、三文鱼、金枪鱼、虾、海带、紫菜、海参、海蜇、牡蛎等	
干果与坚果	杏仁、黑芝麻、核桃、花生、南瓜子、西瓜子等	
菌菇	黑木耳、红菇、香菇、银耳、平菇、鸡腿菇、竹荪等	
忌吃		
油饼、油条、方便面、咸面包、咸菜、酸菜、腊肉、火腿肠、香肠、盐水鸭、鱼子酱、蜜饯、白酒等		

特效食谱

海蜇拌莴笋

材料　海蜇皮、莴笋各150克。

调料　醋10克，盐、香油各2克，鸡精1克。

做法

1 海蜇皮用清水浸泡去盐分，洗净，切丝；莴笋去皮和叶，洗净，切丝，入沸水中焯透，捞出，沥干水分，凉凉。

2 取盘，放入莴笋丝和海蜇丝，用盐、鸡精、醋和香油调味即可。

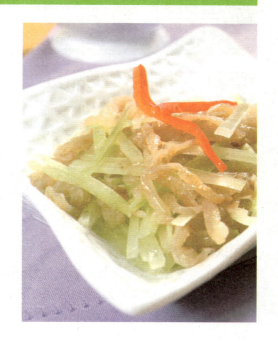

香蕉燕麦粥

材料　香蕉1根，燕麦片100克，牛奶100克。

做法

1 香蕉去皮，切小丁。

2 锅置火上，倒入适量清水烧开，放入燕麦片，大火烧开后转小火煮至粥稠，凉至温热，淋入牛奶，放上香蕉丁即可。

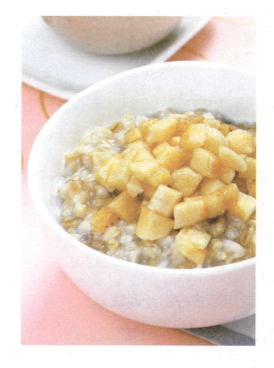

降压妙招

食用速溶麦片的一个关键就是避免长时间高温煮，以防止维生素被破坏。麦片煮的时间越长，其营养损失就越大。

糖尿病

糖尿病患者衰老较快，原因是高血糖导致机体产生胶质糖——蛋白质配合物，称为"非酶促糖基化终产物"。这种物质干扰某些细胞的功能，使血管等组织僵硬。所以，为了抗衰老，糖尿病患者有必要降低血糖。

糖尿病 ≠ 不能享受甜食

糖尿病患者并不等于跟甜食绝缘了，在血糖稳定的情况下，可适量进食一些甜食。需要注意的，一是吃什么，二是吃多少，三是何时吃。不同的甜食所含的糖分是不一样的，这就需要计算甜食所含热量，并注意从主食中减去这部分热量。

用甜味剂来代替糖

糖尿病患者想吃甜品有个办法，就是用甜味剂来代替糖。常用的甜味剂有甜叶菊糖、双歧糖、阿斯巴甜、木糖醇等。它们的甜度远强于糖，但对血糖影响小，且热量极少或没有热量。需要注意的是，添加了甜味剂的食品并不真等于"无糖"，也不能多吃。例如"无糖月饼"，其主要成分是淀粉和脂类，进食后会明显升高血糖，切不可放开食用。

吃甜食的原则

1　血糖控制稳定时，可少量用甜食，如水果、甜点等。
2　学会食物换算原则，进食甜食后应相应减少主食摄入量。
3　进食甜食前后要监测血糖，了解甜食对血糖的影响。
4　水果、甜点等在两餐间或晚上睡觉前吃比较合适。
5　发生低血糖时，立即吃些甜食，以升高血糖。

魔法厨房，降糖烹调小技巧

食物的生熟、软硬、稀稠、颗粒大小决定了食物的血糖生成指数。

蔬菜能不切就不切，豆类最好整粒吃

薯类、蔬菜等不要切得太小或捣成泥状，尽量切成中等大小，在吃的时候多嚼几下，既能促进肠道的蠕动，又能帮助控制血糖。另外，豆子能不磨就不磨，能整粒吃就不要磨碎。

宜用醋或柠檬汁调味

在副食中加醋或柠檬汁不仅可使膳食的血糖生成指数降低，而且可以减盐，还能让味道更好。

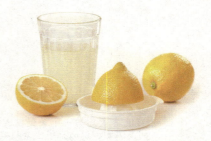

柠檬酸能分解糖，可预防糖尿病并发症。

急火煮，少加水

食物加工时间越久，温度越高，水分越多，糊化就越彻底，食物血糖生成指数也就会越高，升糖速度就越快。因此，烹调时最好用急火，且要少放水。

混合主食，给米饭加点儿"料"

建议糖尿病患者在做主食时混入粗粮，比如蒸米饭时加点小米、糙米、燕麦，煮大米粥时加一把燕麦片，磨豆浆时加一把紫米，把白面煎饼改成全麦粉和杂豆杂粮粉的混合煎饼等，做到"粗细搭配"。

蒸米饭放上几把豆

大米的血糖生成指数偏高，但豆类的较低，可将两者混合制成绿豆饭、红豆饭或黄豆饭。这样整个膳食的血糖生成指数便会有所降低。

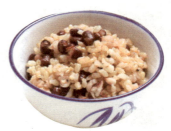

在米饭里面加点"胶"

燕麦、大麦等含有胶状物质，它们属于可溶性膳食纤维，可以提高食物的黏度，降低消化速度，进而降低餐后血糖。在煮饭、煮粥时，不仅可以放一些燕麦片，还可以加入海藻、皂角米等。

蔬菜配主食，使血糖上升趋于缓和

先吃粗纤维的蔬菜，可增加饱腹感，进而不自觉地减少后面主食的摄入。如需控制主食的摄入量，就在吃饭时先多吃些蔬菜。

在米饭里面加点菜

蔬菜中的纤维素和植物多糖能增加米饭体积，其中的大量水分可以稀释热量，还能延缓胃排空，所以米饭中不妨添一些蘑菇、笋丁、金针菇、海带、蕨菜等高纤维蔬菜，既能丰富花样，又能提高饱腹感，避免餐后血糖急剧升高。

吃馒头搭配凉拌菜

馒头的血糖生成指数比大米饭的更高，然而馒头和蔬菜搭配时的血糖上升值要比单吃馒头时的低得多。吃早餐时，几片馒头搭配一盘凉拌黄瓜是不错的选择。

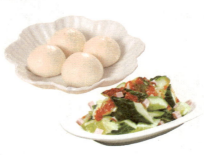

喝粥如喝酒，小口饮，边吃菜

很多糖尿病患者怕喝粥。其实，只要掌握一些技巧，糖尿病患者也能喝上美味的粥。

技巧 1 喝粥前，吃点干的

吃进去的食物在成为葡萄糖前，需要经过食管和胃，如果能让粥在胃内多停留一些时间，那么血糖升高的速度自然会减慢。如果我们在喝粥前吃一些固体食物，如主食、青菜，做到干稀搭配，就可以延长粥在胃内的停留时间，进而减慢血糖升高的速度。

技巧 2 粥，要慢喝

粥易消化，迅速进入小肠被吸收，血糖会快速升高。如果慢慢喝粥，单位时间内被消化吸收的粥的量也会减少，血糖上升速度自然就会减慢。糖尿病患者喝粥要像喝酒似的，小口慢喝，最好边吃菜边喝粥。

技巧 3 熬粥时间别太长

粥熬的时间越长，越黏糊，淀粉的性质发生改变，被人体吸收后，餐后血糖值升高得就越快。因此，糖尿病患者在熬粥时可根据食材的不同分批次放入，不耐煮的食材最后放入，避免时间过长或煮得太烂，尽量保持食物颗粒的完整性。

技巧 4 加点粗粮

熬粥时，可加入一定量的豆类，并搭配燕麦、大麦、糙米、紫米等富含膳食纤维的食材。此外，还可以加点药材一起熬，这种粥具有养生的功效。比如，黄芪补气、熟地黄补肾、枸杞养肝、百合养肺等。

为了严格控制餐后血糖反应，熬粥时杂豆原料可占一半，包括红小豆、绿豆、芸豆、豌豆、蚕豆、鹰嘴豆、小扁豆等。

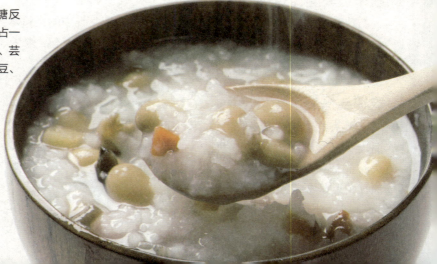

水果作为加餐吃，不能用果汁替代

糖尿病患者摄取低糖水果，有助于降低血糖，而喝果汁却会起到相反的作用。

水果优选低糖水果

低糖水果可以减轻糖尿病患者的胰腺负担，帮助其吸收到足够的维生素和微量元素，对于改善糖尿病患者体内胰岛素的活性是很有帮助的。

选用级别	血糖负荷（GL）	水果举例
推荐选用	<10%	西瓜、橙子、柚子、柠檬、桃、李子、杏、枇杷、菠萝、草莓、蓝莓、樱桃、猕猴桃、圣女果等
慎重选用	10%~20%	香蕉、石榴、甜瓜、橘子、苹果、梨、荔枝、杧果等
不宜选用	>20%	柿子、莱阳梨、肥城桃、哈密瓜、玫瑰香葡萄、冬枣、黄桃、桂圆

吃水果时间很有讲究

水果忌餐前餐后吃，宜作为"加餐"食用。"加餐"在两次正餐之间，如上午 10 点左右、下午 3 点左右。可直接将水果作为加餐食用，既可预防低血糖，又可保证血糖不发生大的波动。

水果主食需交换

糖尿病患者每天食用水果的量不宜超过 200 克（一到两个中等大小的水果），并且要把水果热量折算到一天摄入的总热量中，以一天吃 200 克水果为例，主食应减少 25 克。这就是食物等量交换的办法，目的是使每日摄入的总热量保持不变。

医生不说你不知道

吃水果时最好挑偏"青"点的、"生"点的、没熟透的，这样的水果口感不错，但含糖量却少得多，有利于控制血糖，如挑选"青"点的李子、橘子、苹果、葡萄等。

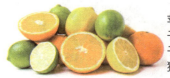

苹果（梨、桃、李子、杏、柚子、橘子、橙子、葡萄或猕猴桃）200克

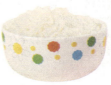

25克主食

宜吃与忌吃食物

宜吃		
谷薯	荞麦、糙米、玉米、燕麦、薏米、黑米、小米、土豆等	
蔬菜	黄瓜、苦瓜、冬瓜、番茄、生菜、莴笋、芹菜、大白菜、油菜、芦笋、韭菜、菠菜、空心菜、茄子、洋葱、白萝卜、胡萝卜、山药等	
水果	西瓜、橙子、柚子、柠檬、桃、李子、杏、枇杷、菠萝、草莓、蓝莓、樱桃、猕猴桃等	
肉蛋奶	鸡肉、猪瘦肉、牛瘦肉、鸡蛋、鹌鹑蛋等	
豆与豆制品	绿豆、红豆、黑豆、豆腐、豆腐干等	
水产品	鲫鱼、带鱼、鳝鱼、虾、海带、紫菜、海参等	
干果与坚果	杏仁、黑芝麻、核桃、山核桃、花生、葵瓜子、南瓜子、开心果等	
菌菇	黑木耳、香菇、银耳、平菇、鸡腿菇、竹荪等	

忌吃
白糖、红糖、冰糖、葡萄糖、麦芽糖、巧克力、奶糖、水果糖、蜜饯、水果罐头、汽水、果汁、果酱、冰激凌、糖制糕点等，因为以上食品含糖量很高，食用后易导致血糖快速升高。

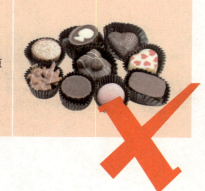

特效食谱

凉拌苦瓜

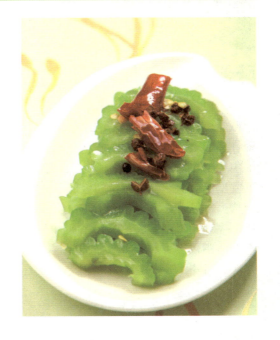

材料　苦瓜500克。

调料　干红辣椒5克，盐3克，香油5克，花椒、植物油少许。

做法

1　苦瓜洗净，去两头，剖两半，去瓤和子，切成片，放凉开水中泡30分钟，捞出，焯熟，沥干；干红辣椒洗净，切段。

2　锅置火上，放植物油烧热，放入干红辣椒、花椒爆香，将植物油淋在苦瓜上，加盐、香油拌匀即可。

木耳炒莴笋

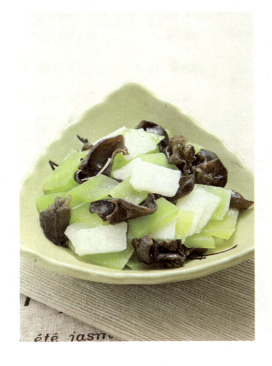

材料　水发木耳100克，莴笋150克，红甜椒1个。

调料　葱花、盐、植物油各3克，香油2克。

做法

1　水发木耳洗净，切片；莴笋去叶，去皮，洗净，切斜片；红甜椒去蒂、子，洗净，切斜片；三种原料均用沸水焯烫。

2　锅内倒植物油烧热，放入葱花、莴笋片、红甜椒片、水发木耳片翻炒，加入盐炒至熟，淋上香油即可。

降糖妙招　莴笋焯水时间不宜过长，否则会造成水溶性维生素的大量流失。

高脂血症

血脂异常是推高我国心血管疾病发病率的一个重要因素。一项研究发现，北京居民在 1984~1999 年胆固醇水平提高了 24%。血脂降到正常水平对预防心血管疾病发生有重要意义。

降低血液黏稠度

"血液黏稠度"是与血脂异常形影不离的一个概念。现在人们比较关注血液黏稠度，其高低受许多因素的影响，以血脂水平最为重要。当血液中总胆固醇或甘油三酯水平升高时，脂蛋白（如低密度脂蛋白、乳糜微粒和极低密度脂蛋白）就会增多，导致血液黏稠度增高，造成血液流动时的摩擦力和阻力增加。因此，服用降脂药物既能

医生不说你不知道

去医院查血脂的前一天晚上 8 点以后不要再进食，次日早上 8-10 点空腹抽血化验血脂。检查前一天的晚饭应维持日常规律饮食，不能暴饮暴食；晚上一定要休息好。

降低血脂，也可降低血液黏稠度。每天喝水至少 1200 毫升也是降低血液黏稠度的好方法。另外，玉米、大蒜、洋葱、山楂、燕麦等食物也有助于降血脂。

血脂异常患者饮食安排

食物选择	膳食建议
肉、鱼	每天不超过150克，其中鱼每周不少于2次
奶制品	脱脂或低脂牛奶及其制品，每日至少250克
蛋类	每周3~4个鸡蛋（最好放在早上或中午吃）
水果	中等大小的水果每天1~2个
蔬菜	每天不低于400~500克
谷类和豆类	每日200~300克，选择全麦、豆类食物，少吃精制食品、油炸食品和糕点

每日摄取的胆固醇应减少至 200 毫克

健康人群每日摄入的胆固醇不应超过 300 毫克，如已患冠心病或动脉粥样硬化，则每日摄取的胆固醇应减少至 200 毫克。动物内脏、蛋黄以及墨鱼、干贝、鱿鱼、蟹黄等海产品中胆固醇含量均高，应加以限制。

宜吃与忌吃食物

宜吃	
谷薯	荞麦、糙米、玉米、燕麦、薏米、黑米、小米、土豆等
蔬菜	黄瓜、苦瓜、冬瓜、番茄、生菜、莴笋、芹菜、大白菜、油菜、芦笋、韭菜、菠菜、空心菜、茄子、洋葱、白萝卜、胡萝卜、山药等
水果	西瓜、橙子、柚子、柠檬、桃、李子、杏、枇杷、菠萝、草莓、蓝莓、樱桃、猕猴桃等
肉蛋奶	鸡肉、猪瘦肉、牛瘦肉、鸡蛋、鹌鹑蛋、脱脂或低脂牛奶等
豆与豆制品	绿豆、红豆、黑豆、豆腐、豆腐干等
水产品	鲫鱼、带鱼、鳝鱼、虾、海带、紫菜、海参等
干果与坚果	杏仁、黑芝麻、核桃、葵瓜子、南瓜子、开心果等
菌菇	黑木耳、香菇、银耳、平菇、鸡腿菇、竹荪等

忌吃
高胆固醇血症患者要严格限制高脂肪、高胆固醇食物，如肥肉、动物内脏、猪油、黄油、鱼子、蟹黄等；高甘油三酯血症患者要严格限制甜食，如糕点、糖果、果汁、白糖、蔗糖、巧克力等。

特效食谱

香菇烧油菜心

材料　油菜250克，干香菇15克。

调料　植物油、盐、鸡精、料酒、水淀粉各适量。

做法

1. 油菜取用菜心，洗净；香菇用清水泡发，洗净，片成斜块；泡香菇的水静置使杂质沉淀，留上层清水备用。
2. 炒锅置于大火上，放入植物油烧热，下油菜心煸炒，放入香菇和泡发香菇的清水，加入盐、料酒、鸡精，用水淀粉勾芡，颠翻炒锅装盘即可。

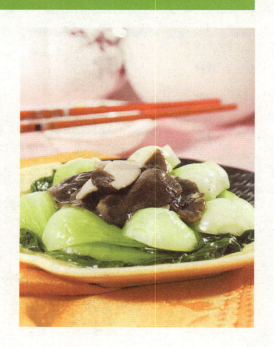

木耳拌黄瓜

材料　水发木耳、黄瓜各100克。

调料　醋、蒜泥、辣椒油各适量。

做法

1. 将水发木耳择洗干净，下入沸水中焯透，捞出，沥干水分，凉凉，切丝；黄瓜洗净，去蒂，切丝。
2. 取小碗，放入醋、蒜泥、辣椒油搅拌均匀，调成调味汁。
3. 取盘，放入黄瓜丝和木耳丝，淋入调味汁拌匀即可。

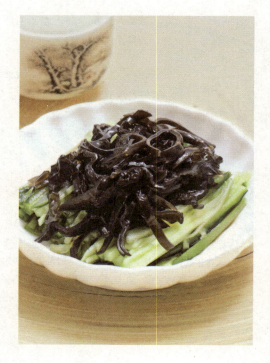

降脂妙招 血脂高、血液黏稠度高的人可每天吃一次木耳拌黄瓜。做这道菜的时候，应该加入蒜泥和醋，既可以调味，又能帮助降血脂。

冠心病

据研究，近年来我国大多数地区的冠心病死亡率呈上升趋势。冠心病的诱发因素很多，例如摄入酒精过多、疲劳过度、压力过大、经常熬夜，甚至感冒都可能诱发冠心病，所以平时需要积极预防。

正确对待心率减缓

有时冠心病、心绞痛或心肌梗死患者吃了 β 受体阻滞剂，心电图报告显示心率每分钟 53 次或 47 ~ 48 次，而患者无任何症状，这时患者可能也不敢再吃药了，自己停药。实际上，心率的合理适度减慢是对心脏的保护。这样的患者只要无不适感觉，就不要停药，也不用减量。

多食用富含不饱和脂肪酸的植物油

多不饱和脂肪酸具有降血脂、降血压的作用，可以保护心血管，因此建议冠心病患者多吃含不饱和脂肪酸多的植物油。

ω−6和ω−3脂肪酸

ω−6 脂肪酸（如亚油酸）和 ω−3 脂肪酸（如 α−亚麻酸） 是人体必需的，它们分别是前列腺素和脑细胞的原料。尤其是 ω−3 脂肪酸，不仅能显著降低血液中甘油三酯的水平，还可明显降低心血管疾病死亡和心源性猝死的发生风险。

不要长期食用同一种油

每日饱和脂肪酸摄入量应不超过 15 克。按理说，除了少数纯素人士，现代人很难缺乏饱和脂肪酸。

一方面，日常吃的肉蛋奶中都含有饱和脂肪酸，比如，一日吃 50 克猪瘦肉就能提供 10 克脂肪，其中有 4 克饱和脂肪酸。

另一方面，植物油中也含有一定量的饱和脂肪酸，比如，花生油中饱和脂肪酸含量约占 30%，那么用 20 克花生油炒菜，就会吃到 6 克左右的饱和脂肪酸。光这两项加起来，就有 10 克饱和脂肪酸了。所以，提倡冠心病患者以植物油为主，少用动物油。但是，有些植物油的饱和脂肪酸含量也很高，例如，椰子油的饱和脂肪酸含量在 90%以上，棕榈油的也超过 50%，这些油也不宜多吃。

平时用油时，要适当搭配一些富含 ω−3 脂肪酸的食用油，如亚麻籽油、胡麻籽油、紫苏油、核桃油等。对于冠心病患者来说，应把这些油作为日常用油的重要选择，并且常和其他油换着吃。

三类人该看"双心门诊"

冠心病患者出现心理问题时，如果不及时治疗，可能会加重躯体疾病。为此，我提出了"双心门诊"的诊疗模式。至少有三种情况应该看"双心门诊"。

第一类是，医院检查后并无器质性心脏病，但常因自觉胸闷、胸痛而怀疑自己患了心脏病，听到周围有人因心脏病去世的消息后会惊恐不安。

第二类是，有胸闷、心悸的症状，但心电图仅表现为早搏，并没有严重的器质性心脏病，但由于医生解释不正确，患者可能心脏病不重但精神压力很大。

第三类是，曾接受过介入、搭桥、起搏器植入等手术的器质性心脏病患者，尽管手术治疗十分成功，但由于经历了急救、手术、病友死亡等刺激，再加上对疾病预后缺乏了解，产生了抑郁、焦虑等精神心理障碍。

每周 2 次鱼，心慌远离你

吃鱼太少或吃鱼太多都会增加人们患上心房颤动(一种心律不齐，常表现为心慌、心悸及气短等)的风险，而适量吃鱼则可降低这种风险。国外一份调查结果显示：人们摄入海产品中 ω-3 脂肪酸的量与患上心律不齐的风险之间存在 U 形关系，即与适量吃鱼的人相比，吃鱼太少和太多的人都更容易患上心房颤动。每周吃两次鱼的人患心房颤动的风险会降低 13%。

富含 ω-3 脂肪酸的鱼类包括三文鱼、金枪鱼、鲭鱼、鳟鱼、沙丁鱼和凤尾鱼等深海鱼。

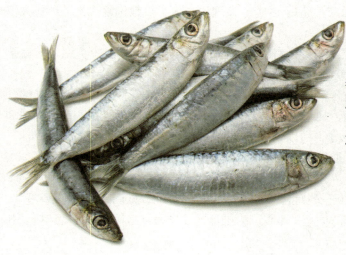

每周吃两次深海鱼，相当于服用了 0.6 克的鱼油，从而补充 ω-3 脂肪酸，保护血管和增加血流量，防止冠心病的发生。

宜吃与忌吃食物

宜吃	
谷薯	小麦、高粱、玉米、燕麦、薏米、黑米、小米、土豆等
蔬菜	大蒜、绿豆芽、扁豆、青椒、黄瓜、苦瓜、冬瓜、番茄、生菜、莴笋、芹菜、大白菜、油菜、韭菜、菠菜、茄子、洋葱、白萝卜、胡萝卜、山药等
水果	西瓜、橙子、柚子、柠檬、桃、李子、杏、枇杷、菠萝、草莓、蓝莓、樱桃、猕猴桃等
肉蛋奶	鸡肉、猪瘦肉、羊肉、牛瘦肉、鸡蛋、鹌鹑蛋、牛奶、酸奶等
豆与豆制品	绿豆、红豆、青豆、黑豆、豆腐、豆腐干等
水产品	鲈鱼、鲭鱼、沙丁鱼、三文鱼、金枪鱼、虾、海带、紫菜、海参等
干果与坚果	杏仁、黑芝麻、核桃、花生、葵瓜子、南瓜子、开心果等
菌菇	黑木耳、香菇、银耳、平菇、鸡腿菇、竹荪等

忌吃
猪油、黄油、羊油等；肥肉，包括猪、羊、牛等的肥肉；脑、骨髓、内脏、鱼子；糖、酒、烟、巧克力等；软体动物，如田螺、墨鱼、鱿鱼等。

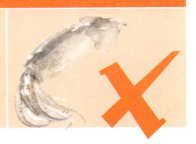

特效食谱

山楂大枣汁

材料　山楂100克，大枣100克，冰糖适量。

做法

1 山楂洗净，去核，切碎；大枣洗净，去核，切碎。

2 将山楂、大枣放入果汁机中搅打，打好后倒入杯中，加入冰糖调匀即可。

功效　健胃补脾，改善机体的新陈代谢，改善心肌营养、强心，有助于保护心血管，防止血管硬化，降低胆固醇，降血脂，降血压，预防心血管疾病。

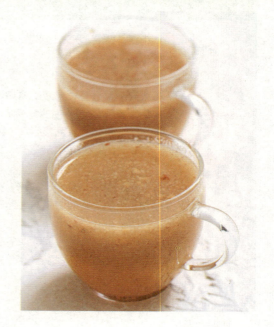

清蒸三文鱼

材料　三文鱼300克。

调料　蚝油10克，葱丝、红椒丝、姜片、盐、料酒各适量。

做法

1 三文鱼去鳞和鳃，洗净。

2 用葱丝、姜片、料酒和盐将三文鱼腌制30分钟，放入蒸笼中开火蒸15分钟。

3 三文鱼装盘，放葱丝、红椒丝，淋入蚝油即可。

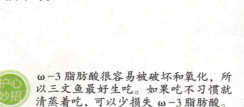

护心妙招

ω–3脂肪酸很容易被破坏和氧化，所以三文鱼最好生吃。如果吃不习惯就清蒸着吃，可以少损失 ω–3 脂肪酸。

急性 心肌梗死

《中国心血管健康与疾病报告 2022》显示，我国心血管疾病的患病率处于持续上升阶段。据推算，我国心血管疾病患者约有3.3亿人。急性心肌梗死及不稳定型心绞痛属于急性冠脉综合征（俗称"急性冠心病"）。急性冠心病平时没症状，但一发作就可能导致猝死，所以高危人群要早期干预。

时间就是心肌，时间就是生命

急性心肌梗死是可救治的疾病，而救治能否成功，关键在于患者从起病到救治的时间，治疗越早效果越好。从到达医院门口（急诊室）到第一次球囊扩张之间的时间，国际标准推荐是 90 分钟，现在进一步要求是 60 分钟，欧美一些国家已降到 50 分钟以下，但我国中位数为 138 分钟（还不算院外的延迟时间）。这迫切需要改善。

优化和简化救治流程是缩短时间和提高救治成功率的关键。目前，一些欧洲国家已由院外急救车启动医院的心导管室，绕过急诊室与 CCU（冠心病监护病房），直接到达手术现场，将到达医院门口至首次球囊扩张之间的时间控制到了 41 分钟。

感到胸痛就上医院

这里我要送大家一句警告："感到胸痛就上医院。"冠心病最常见的表现是胸痛，急性心肌梗死半数以上无先兆，以突发的胸闷、胸痛为表现。从血栓形成到血管供应的心肌组织坏死，动物实验是 1 小时，在人身上最长是 6～12 小时。所以，心脏科医生最重要的理念是"命系 1 小时"，就是医学上常说的时间窗（抢救的黄金时间）。抓不住时间窗，患者将付出伤残或死亡的代价。

介入治疗越早越好

我们要求在最短的时间内尽快开通导致心肌梗死的"问题"血管，溶栓要求在到达医院后半小时内进行，经皮冠状动脉介入（PCI）要求在到达医院后 60～90 分钟进行。如能在起病 1 小时内完成溶栓和 PCI，治疗后即使用最先进的检查技术也查不到梗死的痕迹。抢救所用药物（溶栓药）或器械（如支架）的成本是固定的，治疗越早，挽救的心肌越多，生命存活的可能性就越大。因此，时间就是心肌，时间就是生命，丢失时间就是丢失了生命。

容易走入的 3 个误区

"感到胸痛就上医院"的警告标志着院前急救理念的普及，但还有相当多的患者存在着 3 个误区：其一，因为心肌梗死常常发生在后半夜至凌晨，患者往往不愿叫醒亲属而等到天亮，错失良机。其二，身体健康的人突发胸痛时，以为是胃疼，挺挺就过去了，这一挺把命挺没了。其三，患者在牢记"感到胸痛就上医院"的同时，一定要明确是尽快呼叫急救医疗服务系统，去有抢救条件的大医院。

再急也要呼叫救护车

胸痛患者呼叫急救医疗服务系统（急救车）可以明显获益，不要自行转运（包括乘坐出租车、由家人或朋友开车，更不能自己开车前往医院）。

（1）急性心肌梗死患者急救措施

急性心肌梗死患者的死亡约2/3发生于发病后第1～2小时，患者经常死于到医院之前。急救车上配备必要的抢救器材和药物，是保证患者安全到达医院的最好工具。急救车转运急性心肌梗死患者时常用的治疗包括：

①给氧气。无论有无并发症，急性心肌梗死患者都有不同程度的缺氧。转运途中一般可用鼻导管吸氧，速度2～4升/分钟。

②止痛。剧烈疼痛常使患者烦躁不安，容易扩大梗死面积，诱发心律失常及心力衰竭。

③给服硝酸甘油。可舌下含服硝酸甘油，静脉输滴硝酸甘油更好。硝酸甘油可扩张冠状动脉，增加侧支血流到缺血心肌，有利于缓解缺血性疼痛。

④予以心电监测，准备除颤器。

⑤嚼服300毫克阿司匹林，抗血小板聚集。

（2）使用急救医疗服务系统转运

可引起急诊室医生的重视或通过预先已有的心电图，减少院内诊断时间，从而缩短再灌注治疗时间。

急性心肌梗死的家庭急救方法

1 急性心肌梗死发病早期很难与心绞痛区别开，可先按心绞痛治疗，若硝酸甘油等治疗无效，疼痛剧烈并超过20分钟，患者就可能发生了急性心肌梗死，应当迅速拨打急救电话，等待急救车转运到医院。在专业救护人员到来之前，让患者平卧并尽量保持安静，可继续给予硝酸甘油等治疗，有条件的话可尽早给患者吸氧气。

如何合理服用硝酸甘油

第一，含服不吞服。心绞痛急性发作时，应立即将硝酸甘油含于舌下，而不是放在舌面上，更不能吞服（会降低药效）。

第二，选择正确的服药姿势。应采取坐位含药，或靠墙蹲下，含药后静坐15分钟。

第三，注意正确的药品剂量及疗效。心绞痛急性发作时，可立即舌下含服1片硝酸甘油，如不见效，隔5分钟再含服1片，可以连续服用3次，但一般不超过3次。若服用3次均无效，应怀疑是急性心肌梗死，须立即赴医院救治。

第四，坚持随身携带。因为心绞痛和冠心病是中老年人的常见病、多发病，发作时不分时间和地点，所以硝酸甘油应随身携带。

第五，注意合理停药。冠心病和心绞痛基本治愈时，切忌突然停药，否则可引起反跳现象，诱发心肌缺血而致心绞痛、急性心肌梗死和猝死。合理停药应该逐渐减量，直至完全停药。

2 急性心肌梗死的患者约有 1/3 表现为心脏骤停，即患者在发病后迅速出现意识丧失，若不及时抢救，患者死亡风险极高。当遇到心脏骤停的患者时，你就是最好的抢救者，不要为寻找其他救护人员而耽误时间。要知道，心脏停搏后的最初几分钟对患者生命的复苏极为重要。假如现场只有你一个人，且通信不方便，那么宁可暂缓叫急救车，也要立即开始胸外心脏按压。

用胸外心脏按压做心跳停止后的复苏

让患者仰卧，最好是在坚硬的木板上。如果患者原来不是仰卧姿势，那么救护者要一手放在患者头后部和颈部，另一手放在患者腋下，使其转为仰卧。

● 救护者跪在患者胸部旁边，手指沿患者最下边的一根肋骨的边缘，向斜上方移动。

● 当食指移到胸部正中间的胸骨时，再向上移一点就是胸骨中央，此时中指的位置就会在胸骨与肋骨的角上，而食指所在的位置就是要按压的位置。

● 将两手叠放在要按压的位置上。一只手的掌根放在要按压的位置上，另一只手叠放在这只手上；将两手的手指抬起，用手掌根按压。

● 救护者双肩处于患者胸骨的正上方，肘部不要弯曲，双手放在按压部位不要离开，用自己的体重加力按压，使患者的胸骨因被按压而向下凹陷 3.5～5 厘米。注意要避免用力过大而造成肋骨骨折。

● 按压后即放松，但注意掌根不要离开患者胸部。

● 患者胸部恢复原状后，再加力按压，如此反复，1 分钟做80～100 次，按压时间的长短和放松时间相同。

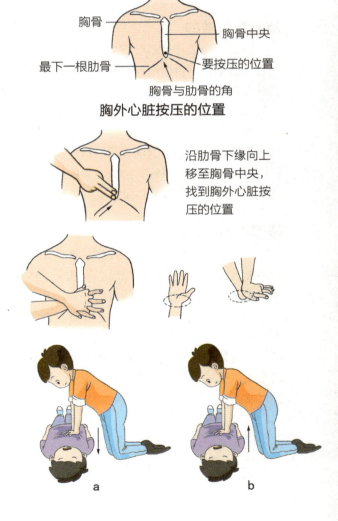

胸骨　胸骨中央　最下一根肋骨　要按压的位置　胸骨与肋骨的角

胸外心脏按压的位置

沿肋骨下缘向上移至胸骨中央，找到胸外心脏按压的位置

a　b

用心前区叩击法做心跳停止后的复苏

救护者右手放在患者的左前胸，左手握拳，从距右手 30～40 厘米高度捶下，向患者的心前区（前胸左侧乳头内侧）猛然叩击数次。

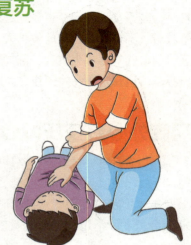

心脏支架手术什么情况下该做

心脏支架是一项先进技术，但是好技术使用得当才对患者好，使用不当或使用过度则是危害。什么是好？就是把该做的做好，不该做的千万不要做。

哪些是该做的

首先，最应该做心脏支架手术的是急性心肌梗死患者。时间就是心肌，时间就是生命。支架也是目前治疗急性心肌梗死最佳的技术，在心肌梗死患者出现血栓之前快速地在血管中放入支架、开通血管，是目前挽救生命、挽救心肌的最佳治疗措施，治疗效果超过溶栓药物。

其次是具有典型心绞痛症状的患者。如果是不稳定型心绞痛，比如近期发生、恶化加重等，支架也可能是有效的治疗措施，但它不需要像心肌梗死那样达到分秒必争的程度。因此，这很容易造成支架的过度或不当使用，这类患者使用支架前应经过慎之又慎的评估，因为不必要地植入冠脉支架将降低患者的生存质量。

哪些是不该做的

第一类是部分稳定型心绞痛患者，如果药物治疗加康复治疗后症状缓解得很好，就不要放支架，支架不能预防心肌梗死，其本身在健康筛查中就存在长期血栓风险，可能进一步导致心肌梗死。

第二类是平常无症状，但在健康筛查中发现冠状动脉狭窄程度达到临界值的人。当狭窄程度达到 50%～60%，特别是 70% 时，应不应该安放支架？现在有个很坏的现象，就是强调狭窄程度达到 70% 就要安支架，如果不安支架，患者随时可能猝死。这种说法是错误且片面的，如果患者症状不明显，需要做进一步评估，如果有丰富的侧支循环代偿，就应减少不必要的支架植入。